麦琪·伯格霍夫◎著 李 红◎译

抗炎

从根源上逆转慢病的
炎症消除方案

北京科学技术出版社

著作权合同登记号　图字：01-2022-1763

图书在版编目（CIP）数据

抗炎 / (美) 麦琪·伯格霍夫著；李红译 . —— 北京：北京科学技术出版社 , 2022.8
（2025.1 重印）

书名原文：EAT RIGHT FOR YOUR INFLAMMATION TYPE
ISBN 978-7-5714-2238-7

Ⅰ . ①抗… Ⅱ . ①麦… ②李… Ⅲ . ①炎症 – 防治 Ⅳ . ① R364.5

中国版本图书馆 CIP 数据核字 (2022) 第 057451 号

策划编辑：许子怡
责任编辑：田　恬
责任校对：贾　荣
装帧设计：源画设计
图文制作：沐雨轩文化传媒
责任印制：李　茗
出 版 人：曾庆宇
出版发行：北京科学技术出版社
社　　址：北京西直门南大街 16 号
邮政编码：100035
电　　话：0086-10-66135495（总编室）　　　0086-10-66113227（发行部）
网　　址：www.bkydw.cn
印　　刷：北京中科印刷有限公司
开　　本：710 mm × 1000 mm　1/16
字　　数：200 千字
印　　张：19.25
版　　次：2022 年 8 月第 1 版
印　　次：2025 年 1 月第 12 次印刷
ISBN 978-7-5714-2238-7

定　　价：89.00 元

医学免责声明

书籍是作者观点与思想的载体，本书的创作目的仅为针对相关主题提供实用信息。作者及出版社均无意通过本书提供医疗、健康以及其他类型的专业服务。读者在采纳本书中的建议或据其做出任何推论之前，请务必咨询医疗、健康或其他专业人士。

特别声明，对于因使用本书或采纳书中内容而对读者或他人造成的任何直接或间接影响、损失或风险，作者及出版社概不负责。

书中所涉部分人名、头衔和特征均为虚构。

谨以此书献给我的家人，

我深爱并感激你们。

谨以此书献给每一位读者，

希望它能为您和身边的所有人带去帮助。

中文版序一

随着生活水平的日益提高，人们追求更高质量的生活，但慢性非传染性疾病的流行却使得事与愿违。特别是新冠病毒肆虐以来，大家对于各种健康、养生信息格外关注，却又无从辨识良莠。恰逢此时，这本国际健康类畅销书被译为中文版。本书基于系统性、科学性和实用性原则，从"炎症"入手，深入浅出地阐述了"炎症"对人体的"双刃剑"作用，以及为维护健康我们应如何应对"炎症"。说起炎症，大家都不陌生，如受外伤等之后，身体出现的保护性红、肿、热、痛等急性反应，细菌、病毒感染引发的感染性炎症。但此"炎症"非彼炎症，本书所讲的"炎症"是身体免疫系统对环境中的毒素、不耐受的食物、无形的压力以及失衡的肠道微生态等的种种反应，这种慢性低度炎症反应会在我们体内发动一场旷日持久的战争，使身体的能量耗竭，使免疫系统逐渐失能、身体器官功能衰退。久而久之，炎症会使人体失去代偿能力并最终使人走向崩溃的边缘，同时炎症也是现在高血压、糖尿病、肿瘤等众多慢性疾病发病率不断攀升的幕后黑手。所以，抗炎对于维护人体健康、预防治疗慢性疾病非常重要，从这个角度看，推广普及科学实用的抗炎方案非常有价值，所以本书实际上是医务工作者和普通大众都应该阅读学习的书籍。

　　阻断炎症是预防疾病发生、发展的重要手段。传统医学的抗炎手段（如各种降糖、降脂、降血压药物）的作用原理实际上基本都是在对抗氧化应激造成的低度炎症反应。从功能医学角度来说，抗炎治疗是维护健康、调节身体内环境的一个非常重要的环节。在对抗炎症的过程中，食物是最好的药物。自古医学圣贤就告诉我们，药补不如食补。食物来自自然界，是人类千万年进化过程选择的结果；而药物大多是化学合成的，再好的化学药物，只要含有人体内没有的物质，都可能产生这样或那样的副作用，因此维护健康，迫切需要人们在生活中找到有价值、能够降低炎症反应的食物。从减少抗炎副作用的角度来说，本书具有非常大的实用价值。

　　特别推荐本书的另一个原因是，译者李红教授是我非常欣赏和认可的一位同事，她积累了30余年的临床经验，更让人信服的是，她能切实从临床工作面临的困境出发，是一名既具中西医思维，又兼顾功能医学的医务工作者。在近十年的功能医学实践过程中，她已经帮助很多病人摆脱了慢性疾病的折磨。这些成功的诊疗实践也转化为她翻译本书的动力。从临床到科普，相信会有更多的人通过本书倡导的饮食方案获益。

　　诚如李红教授所说，这本书不是一本看完就放到一边的"快餐书"，而是一本能够指导我们日常饮食、生活的口袋书和工具书。所以我希望每一位读者都能从书中找到对自己有用的东西，也希望这种基于功能医学的抗炎饮食方案能够在慢性疾病的防治过程中发挥更大作用，同时祝愿所有阅读本书的朋友们健康快乐！

中文版序二

作为中国抗癌协会肿瘤营养专业委员会的主任委员，我在做普外科工作的同时，也从事肿瘤营养治疗工作。与李红教授的相识是在2016年清华海峡研究院的成立仪式上，她作为副主任委员应邀做讲座，我当时非常欣赏她的讲座内容。当临床医生开始关注并践行营养医学时，疾病的治疗效果会显著提高，患者的临床症状会明显改善，临床医生的救治能力也会越发增强。之后虽然彼此交集不多，但都在各自的岗位上进行临床医疗和临床营养治疗的不断融合。李红教授一直在带领研究生就ω-3脂肪酸等主要营养物质在慢性疾病防治中的作用等研究课题进行耕耘，当我拿到李红教授翻译的这本书时，没有丝毫的意外，感觉是"水到渠成"。细细阅读本书，更能发现这是一本能改变我们的生活、引领我们进入营养领域的实用性书籍。

我在临床工作中一直呼吁"营养是一线治疗"，因为营养对于患者的疾病康复至关重要，当然对于健康人群也同样重要。营养是健康的基石，我们的身体每天都在吐故纳新，进行新陈代谢活动，如体内的胃肠道黏膜细胞每周会更新一次，皮肤细胞每月、血管内皮细胞每3个月都会更新，而胃溃疡、胃肠道炎症、肿瘤及各种与衰老相关的疾病之所以成为常见病症，主要是因为细胞没有得到足够的营养，无法及时进行更新，免疫系统也没有获得足够的营养支持来清除突变、衰老的细胞。在新冠肺炎疫情形势下，专家呼吁要保证身体摄入充足的蛋白质，因为这是免疫细胞产生抗体的原料，而抗体等重要的免疫物质是身体这支战斗部队的"弹药"，但我们的身体往往缺乏这些必需的原料。这是一个"隐性饥饿"的时代，营养结构的失衡是导致身体慢性疾病的根源，必需的抗炎营养物质的缺乏、促炎物质摄入的增加是目前亟需医生和大众关注并解决的问题，进行营养学相关知识的普及教育尤为重要。

本书是实操性较强的营养工具书，其内容与我们的日常生活联系紧密，既介绍学术知识又兼顾实践操作。书中的"速查清单"有助于读者根据自己的症状对号入座，一步步找到致病根源和解决方案。书中内容紧跟医学前沿，介绍了慢性疾病的最新研究成果，比如"食物不耐受导致的肠漏、肠道菌群失调引起的免疫失调"等引发的全身系统性慢性炎症，让读者了解抗炎饮食的重要性，促使大家下定决心改变自己的饮食习惯。

最后，我想对各位读者说，如果你想远离慢性疾病，过上无忧无疾的健康生活，请参考并践行本书中的方案。

译者序

第一次接触食物抗炎的概念，是2010年与美国学者合作关于ω-3多不饱和脂肪酸（大众更喜欢称之为深海鱼油）的课题时，那时国外学者研究ω-3多不饱和脂肪酸对人体的抗炎作用已有30余年，而我们刚接触这样一个全新的概念。于我而言，终于在西医范畴领会了中医学药食同源的理论，兴奋之情可想而知。"We are what we eat"（人如其食），食物营养几乎影响着人体所有的新陈代谢过程，更让人意想不到的是，食物营养会影响我们的基因表达。就是这样一路学习实践，我对抗炎食物的了解愈发深入，并帮助了更多的慢性疾病患者。因为现代流行的慢性非传染性疾病的发病根源是系统性慢性炎症（systemic chronic inflammation，SCI）！这种炎症慢慢侵蚀着人体，使我们的身体像年久失修的汽车，渐渐生锈，直至停滞……

功夫不负有心人，2016年我终于与功能医学相遇了，就像邂逅久违的老朋友一样，我一下被触动了，多年临床工作中遇到的困惑、慢性疾病的致病根源，都在这里找到了明确的答案。大学时期学习的生理、生化、组胚等关于人体功能的种种知识，在功能医学体系中都得到了完美的呈现，当我看到三羧酸循环、线粒体、自由基、氧化、抗氧化、免疫性炎症等熟悉的字眼时，真正感叹人体是一个设计得多么精妙、严谨和科学的系统，但在过去行医的几十年里，因为仅盯着疾病，而忽略了身体如此强大的功能，内心真的充满了懊悔！想让更多的人了解功能医学、了解食物营养的强大、了解身体自身修复的力量，成了我内心的呼唤，我寻找着突破的契机⋯⋯

就在这时，新冠肺炎疫情让这个世界停摆了，我也有了更多的时间阅读学习。在国外众多的功能医学图书中，读到了麦琪·伯格霍夫（Maggie Berghoff）的《抗炎》一书，书中通过三个部分来强化免疫力、激活身体能量并治疗慢性疾病，我想这也是疫情当前需要践行的健康方案。本书的作者是一位有医学背景的学者，她长期饱受过敏、肾病等慢性疾病的折磨，于是在母亲的引导下开始学习实践功能医学，最终使自己恢复健康，并引领更多人踏上了健康旅程。正是基于此，本书内容是作者真情实感的流露，也是作者真知灼见的总结，相信每一位用心阅读的人都会有所收获，也一定能在书中找到你想要的答案。如果你正饱受高血压、糖尿病、高尿酸等代谢综合征的困扰，或桥本氏甲状腺炎、强直性脊柱炎、炎症性肠病等自身免疫性疾病的折磨，又或者你的孩子患有自闭症、多动症、癫痫等难治之症，请你一定要安静下来，开始阅读本书，相信很多人都会有颠覆之前认知的感受，就像我刚刚接触功能医学时一样。随着阅读的深入，你会有豁然开朗的感觉，正应了那句"山重水重疑无路，柳暗花明又一村"。

这是一本家庭必备的健康之书，不要看一遍就将其束之高阁，而要放在书桌边，时常翻阅，按照书中提供的各种量表，对照自己的饮食方式、环境毒素、运动及情绪管理，经常性地为自己的生活方式打打分；也可以将其放在厨房的一角，按照书中的内容，为你的厨房来一次健康革命，"厨房即药房""民以食为天"，老祖宗的话一点儿没错，但关键是我们要吃对的食物，因此要理解书中的抗炎饮食理论，并在日常生活中真正地践行。作者也特别贴心地在书后附了很多食谱。由于中西方饮食的差异，食谱中的一些食物在我们的传统饮食中可能并不常见，但只要把握基本的饮食原则正确即可。正如我在临床工作中喜欢对患者说的一句话："健康管理就要从细节入手，从你每天喝的水、吃的油及每日三餐入手"！

最后，摘录作者的心声作为结尾——"山川异域，我们因本书而深深结缘。作为一名健康倡导者，我始终心怀荣耀和谦卑。我希望您能理解并相信，如果您愿意做出切实的生活方式的改变并践行抗炎饮食理念，最终必将战胜病痛，享受朝气蓬勃、精力充沛、锐意进取的人生。"

李红

目录

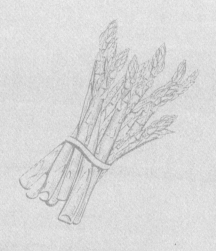

我的抗炎之路

多年前的一天，我收拾行囊准备去湖边旅行。前一分钟我还在挑选衣服，将其叠好，整齐地放进我的帆布包里，甚至开始计划把指甲涂成哪种颜色。但当我伸手去取最喜欢的那件泳衣时，一阵眩晕感突然袭来。我试图稳住自己的身体，但感觉房间开始旋转。我感觉自己快昏过去了。由于室友不在，四周一片黑暗，我只能摸索着按下快速拨号键，将电话打给了母亲。

"喂？麦琪，是你吗？"母亲在电话的另一头问道。我张了张嘴，但发现嘴与大脑之间的"电路"像是"短路"了一样，发不出任何声音。我强迫自己开口说话，希望向母亲发出求助信息，但当我最终找到合适的词汇时，却无法控制自己的嘴正确地将其表达出来。

我瞬间陷入震惊和恐惧之中，不知道我的身体究竟怎么了。

我挂了电话，焦急地给母亲发短信，但我打出的"字"就像天书一般。我一遍遍地努力尝试，打字、发送、打字、发送……直到我眼前的键盘开始模糊，甚至无法区分字母C和D，我陷入了另一阵眩晕和混沌之中。

见我迟迟不回应，母亲回拨了电话。但我在接听之后仍然无法组织"正常"的语言。母亲直截了当地告诉我："马上去医院！"她和我一样，也不知道究竟发生了什么。幸运的是，室友刚好在那时回来了，将我送到了急诊室。在接受了静脉滴注之后，医务人员为我安排了头部和胸部磁共振成像（MRI）和磁共振血管造影（MRA）。在接受检查时，之前的眩晕感开始有所缓解，虽然脑子仍然昏昏沉沉的，思维一片混沌，表达能力也没有完全恢复，但我感觉好了许多。正当我感到尴尬，生怕医生认为我小题大做时，检测结果出来了。

"麦琪，从检查结果来看，你的症状是短暂性脑缺血发作（TIA）所致，"医生平静地告诉我。短暂性脑缺血发作是一种轻度中风，大脑的部分血流供应减少或血管堵塞，就会导致类似中风的症状，比如说话含糊不清或严重头晕。

轻度中风？这个结果令我一时无法接受，毕竟我才24岁，平时很注重锻炼身体，并且始终坚持最有益健康的生活方式。朋友们甚至会向我寻求健康建议，这是何等的讽刺！

事实上，在内心深处我很清楚，自己的健康状况多年来一直不佳。我表面上追求积极向上的健康生活，但内心却在黑暗中苦苦挣扎。大约三年前，我开始出现严重的腹胀，即使蔬菜配橄榄油或鹰嘴豆泥配无麸质饼干这种健康的食物我也无福消受。一年前，空前的精神压力给我的身体造成了严重伤害。当时我正在范德比尔特大学(Vanderbilt University)学习。在第一学年的最后三周，除了学习学校课程之外，我还要去印第安纳州参加临床实习。每个月我都要在实习医院和范德比尔特大学之间往返，以兼顾学校组织的"周考"和实操作业。

除了学习压力，我还面临着居住环境的变化。由于我原来的住处租约已经到期，所以暂时借住在朋友家。朋友的住处十分狭小，室友却从原来的一个变成了五个。她们经常熬到半夜，饮食习惯与我完全不同。例如，她们喜欢吃大桶的冰激凌和油腻的比萨。我只能努力迁就她们，但正是这些不健康的食物、不良的作息习惯和巨大的压力将我的身心推向了崩溃的边缘。我虽然极不情愿，但仍然不可避免地受到了室友生活习惯的影响：冰箱永远被各种垃圾食品塞得满满当当。原本我习惯将闹铃定在四点半，这样可以在上课之前完成健身。但这会打扰她们清晨的美梦，所以我无奈地取消了锻炼计划。这种生活方式的快速转变与我毕生追求的健康理念、早睡早起的习惯格格不入。更糟糕的是，重重压力开始悄然在我心里累积。我不知道毕业之后该留在纳什维尔，还是回到家乡与男友团聚，这令我心烦意乱。在做出未来的抉择之前，我还要准备毕业考试，完成学业。为了应对压力，我开始采取溜溜球节食方式，即平时坚持健康饮食，并且按照网上的建议保持较少的碳水化合物摄入量，然后在周末不加节制地大吃大喝犒劳自己。新年等重大节假日更是沉浸在酒精和甜食的海洋里。

不久之后，我开始感觉身体虚弱、思维混沌。巨大的压力似乎将整个世界推到了失控的边缘。我只希望按下"暂停键"，一个人静静地呆上几周。我希望远离所有人，独自将混乱的生活重新整理——但我却做不到。您有过这样的感觉吗？

一天，当我上完课走出教室时，突然感到双腿发麻发紧，于是赶忙拉起裤腿查看。眼前的景象着实吓了我一跳，我的一条腿膝盖以下已经肿胀不堪。由于从未遇到过类似现象，我感到十分恐慌。我当时正在避孕，口服避孕药的副作用之一——深静脉血栓会导致腿部肿胀。我想这可能正是问题所在，于是直接去了学校的门诊。但检查结果否定了我的猜测，医生给我开了两种处方药：呋塞米（Lasix）用于减少液体潴留，布洛芬用于消炎消肿。医生称检查结果正常，我只需服用药物消肿即可。但他并未告知我问题的根源，也没有询问任何有关生活方式、压力、营养等方面的问题。

药物的作用仅仅维持了几天，后来肿胀逐渐蔓延到了身体的远端部位，甚至面部也明显浮肿起来。严重的脚部肿胀导致我穿不上鞋子，身体也开始出现凹陷性水肿，只要我用手指向下按压，胳膊和腿上就会出现难以复原的凹陷。这不但给我造成了心理恐惧，而且令我在别人面前尴尬不已。伴随浮肿而来的还有疼痛。此外，我每天都处于一种近似宿醉的状态，虽然我实际上并未饮酒。

经过艰难的抉择，我最终决定毕业后回到家乡，开始我的职业生涯。毕业那天，我没有感到太多的喜悦，而是担心肿胀的身体会将礼服撑破。在其他庆祝活动上，我也只能用宽松的衣着来掩饰自己，然后面带微笑地与家人觥筹交错，尽管我知道自己第二天醒来时会因"宿醉"而痛苦不堪。"只要再坚持一下，麦琪，"我告诉自己，"等这段时间过去肿胀就会消失，一切就能恢复如初。在欢快的日子里，就应该保持微笑，你一定能行。"

几天后，我开车从田纳西州回印第安纳州老家。为了保持舒适，我将左腿靠在车门上，勉强挺过了那次长达7个小时的公路旅程。当我最终将车停在家门口时，发现自己几乎走不动路了。车门在我的左大腿上留下了一条深深的凹陷，右腿也肿得犹如大象腿。触目惊心的肿胀再次惊到了我。我跌跌撞撞地下车，回到了房间。当天晚上，我不得不将两条腿高高地垫起来，唯有如此，肿胀才会在几个小时后稍稍缓解，我才能勉强入睡。

虽然我最终在老家安顿了下来，心里的不安却丝毫没有减弱，压力继续影响着我的睡眠。

于是就有了开头的那一幕，当我准备去湖边小住时，却意外被诊断出了轻度中风。

出乎意料又在情理之中的遭遇

在全面评估我的短暂性脑缺血发作造成的慢性症状后，医生同意我出院，但强烈建议我及时接受心脏病专家的随访。医生认为，我需要找一位有能力确定病因的专家。

我多么希望专家立刻现身、所有问题迎刃而解，多么希望自己仅仅患了短暂性脑缺血发作，多么希望痛苦就此结束……但事实上，肿胀、体重增加、疲劳、腹胀等症状占据了我生活的全部。为了控制身体肿胀，避免体重增加，我始终小心翼翼地安排自己的日常饮食。但有一次我去芝加哥为男友庆生，为了避免给别人留下"娇气"和"挑剔"的印象，我抱着侥幸心理吃了与其他人相同的食物。第二天醒来后，我感到整个人都糟透了，跌跌撞撞地走到浴室，昏昏沉沉地上了体重秤。但秤上的读数瞬间让我清醒了：一夜之间，我的体重竟然飙升了超过5千克！我将前一晚拍的照片从手机中删除了，似乎这样就能消除那些不愉快的记忆。但我的脸仍然肿得厉害，身体就像从头到脚都被擦伤了一样疼痛难忍，思维也陷入了极度模糊的状态。

我全身开始起荨麻疹，又刺又痒。我忐忑地走到镜子前，看着镜中那个身材变形、几乎与之前判若两人的自己，眼泪顺着脸颊滚了下来。接着，我出现了严重的脱发，而且畏寒怕冷。腹胀不但带来疼痛，而且使我每天看起来都像身怀六甲的孕妇。过去的我热爱自然、精力充沛，但如今却因严重的脑雾而思维混沌，经常感到疲惫和低落。我继续过着一夜之间体重骤增骤减的过山车式生活，日复一日地重复着"减肥—失败—减肥"的循环。不管我如何小心控制，体重增加已然成为一种常态，不断冲击着我的心理底线。在病痛折磨下，我感到自己恢复健康的希望愈发渺茫。身体就像失控的风筝，不管我的内心如何呐喊，都无法阻止它一头扎向地面。

眩晕导致的视力下降使正在开车的我不得不迅速靠边停车。如果继续开车，我可能会直接昏过去。不知道有多少次，我无可奈何地将车停在路边，眼里含着泪水。在这种状态下，我不敢踩下油门踏板，继续驶往目的地。久而久之，我开始害怕出门，只愿待在家里，只想用泻盐泡澡，穿上宽松的衣服和弹力袜，用一堆枕头将双腿高高垫起，将薄荷油涂在我硬如岩石的肚子上，然后一连几天躺在床上不见任何人。因为只有这样我才能感到些许的安全。

但恶性循环仍在持续。

当年的场景仍然历历在目，我仿佛做了一场醒不来的噩梦，到今天仍然心有余悸。

彼时我的健康每况愈下，甚至影响了本该是我一生中最重大、最幸福的时刻——2015年10月男友向我求婚的那天。自从我与今生的挚爱订婚那天起，我的生活便笼罩在身体肿胀等病痛折磨之中。在求婚、订婚、单身派对甚至婚礼的所有照片中，我的身材都严重走样。由于面部浮肿，我的眼睛眯成了一条缝，而且笑容僵硬。紧绷的衣服包裹着肿胀的身体，尽管我刻意购买了大码衣服来掩盖这一切。婚姻的浪漫和神圣感被破坏殆尽。由于各种失衡和炎症的影响，我的体重在大约一年的时间里增加了足足18千克。

我不记得自己看过多少医生，他们将我像皮球一样踢来踢去。我只是他们当天接诊名单上的一位病人而已，他们急着走一遍过场，只为尽快将我转诊给另一位医生。

当我第一次走进心脏病医生的诊室时，心里充满了无限的希望。但这正应了那句话：希望越大，失望越大。医生认为我的病情是激素紊乱所致，于是我被转诊到内分泌科。

我满怀希望地去了内分泌科，但得到的不是诊断结果，而是再次被转诊到免疫和过敏科。

就这样，我在各个科室之间来回奔波。

每次预约我都满怀希望，期待着这次会有所不同，幻想着医生能够查清真相，甚至希望他们能够发现癌症，这样至少我能得到确切的答案。

我一度以为，医生能救我于水火。我就诊于曾经很欣赏的一位负责任的医生。我在第一次就诊时被抽了几管血，医生宽慰我说，他一定会将问题查个水落石出。随访时，医生先看了看检查结果，又看了看我，然后再次看了一眼检查结果，最后慢斯条理地说："麦琪，看样子你得了一种罕见的肾病……"

虽然对诊断结果感到惊恐，但我却不由自主地松了一口气，因为心里的那块石头终于要落地了。既然医生能确诊我的病情，那么他一定有相应的治疗方案。换言之，我还有康复的机会。

但他接着说："说实话，我是肾病领域的顶尖专家之一，但我也不知道为什么会发生这种事情。我没办法解释。我尊重你的知情权，但我确实不清楚你的肾脏为什么会衰竭，"医生坦言，"而且你还患有严重的免疫缺陷病，你的蛋白质水平非常低。恐怕你的余生都要依赖免疫球蛋白静脉注射了。"

我能理解这几句话的分量，但起码我离真相更近了一步（至少当时我是这么认为的）。我原以为，经过一个又一个专家的转诊，我终于找到了一位能帮助我的医生。但他接下来的举动，彻底浇灭了我的幻想。

"给麦琪再安排一次复诊，时间定在六个月之后吧。"说完，医生和我握了握手，就独自回了办公室。

什么，六个月之后？！但对于我应该在这六个月里做些什么，医生并未给出任何建议。他既没有解释为什么我会染上这种怪病，让我像行尸走肉一般活在人世，也没有给出任何解决方案。我尽量克制着内心的沮丧，接受了复诊预约，然后迅速冲出了诊室。来到停车场之后，我努力调整着呼吸，试图在开车之前平复自己的情绪。

但当我坐上驾驶位并关上车门时，眼泪再也无法抑制。

我不甘心，自己只能在接下来的六个月里坐以待毙。我不甘心，既然医生能确诊我的病情，为什么不能制订治疗方案或提出实质性建议，而是再次将我推入迷茫的境地。我不甘心，原本以为自己终于找到了一位神医圣手，能帮我还原疾病的真相。我不甘心，曾经将每一位专家当作救命稻草，但他们却无法告诉我究竟哪里出了问题。

我不甘心自己的病情始终扑朔迷离，不甘心它就此毁了我的健康生活，不甘心这个世上竟然没人理解我的孤独和绝望。既然连全球最顶尖的医学专家也束手无策，我又该如何摆脱这无尽的苦难？

但我相信自助者天助！我决定走出阴霾，重新振作起来。"我已经受够了。"我坚定地告诉自己。我厌倦了将希望寄托在那些毫无作为的医生身上，我才是最关心自身健康的那个人。我自己的身体我说了才算，现在我要夺回控制权了！

正是这句渴望绝处逢生的呐喊彻底改变了我的生活。在母亲的鼓励下，我报名参加了功能医学研究院（Institute for Functional Medicine）面向执业医务人员推出的功能医学培训课程。由于我本身有医学背景，所以顺利通过了入学申请。鉴于我刚刚离开范德比尔特大学，重新走进校园原本并不在计划之中，但我就是要打破砂锅问到底。因为传统医学对我的病情改善毫无助益，所以我对这次培训充满了期待。

母亲的经历让我相信功能医学（或综合医学）的治疗模式。母亲在36岁那年被诊断为结肠癌III期，传统医生对此无能为力。

一如那天下午我在停车场做的决定，母亲下定决心要治愈自己。有一段时间，她去美国癌症治疗中心（Cancer treatment Centers of America）接受治疗。除了化疗，该中心还采用一种综合医学模式，通过芳香疗法、均衡营养等方式治疗癌症。如今几十年过去了，母亲的癌症始终没有复发。

但请读者不要误解，我并不是反对传统医学，因为人类健康离不开它。我很感激当年那位当机立断实施紧急剖宫产手术从而救了我长子一命的医生。我很感激参与手术的护士们，将我刚出生的儿子从死神手里抢了回来，因为他出生之后没有任何生命迹象：没有心跳、没有呼吸、对刺激毫无反应、肌肉松弛、全身青紫。我很庆幸人类能使用抗生素对抗细菌感染。我很钦佩每一位奋斗在一线的医生，是他们拯救了无数的心脏病发作患者、枪伤或车祸受伤者。我很感恩每一种能减轻痛苦、帮助人们摆脱抑郁症、治疗各种无法忍受的肠道疾病、重新赋予人们健康权利的药物。我不否认传统医学有时的确堪称"灵丹妙药"，但它对仅患慢性疼痛或症状轻微的人有时并不适用，甚至对大多数本书涉及的炎性病症的效果适得其反。传统医学并不倾向于揭示疾病的根源，医务人员也不会抽出大量时间陪伴患者，与其充分沟通并适时提供帮助，更不会随时响应或根据病情的变化提供针对性支持。保险公司一般会报销患者的药物费用，但并不报销生活方式疗法的费用。

我的功能医学之路

功能医学研究院的课程使我对全人健康有了新的认识，这在一定程度上改变了我的生命轨迹。我开始深入了解，参加会议和讲座，潜心研究，阅读文献，不断学习。事实证明，医生给出的诊断结果都有各自的依据，而我所经历的各种病症也都有具体的根源，只不过传统医学还没有追溯到源头。

我所经历的一切都是炎症的"杰作"。炎症导致了我体内几乎所有系统的衰退和失衡。人体各大系统并非相互独立，而是互联互通的。我开始学着问"为什么"，为什么我会染上炎症？炎症产生的根源又是什么？在此之前，医生给我开的所有药物和补充剂只是针对具体症状，如腹胀、便秘、疲劳、头痛、皮肤病、肿胀、体重增加、头晕等，但并未触及炎症的根源。所以要想求得真正的康复，我们需要基于自己的病情发掘并消除炎症的根源。

苍天不负苦心人，我最终找到了问题的答案。于是我决定重整旗鼓，尝试一套全新的诊疗方案，彻底消除炎症的根源。

事实证明，这套方案行之有效。

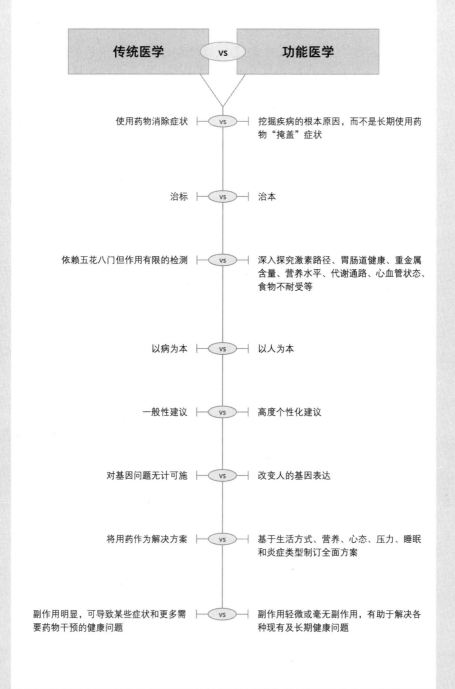

传统医学　vs　功能医学

传统医学	vs	功能医学
使用药物消除症状	vs	挖掘疾病的根本原因，而不是长期使用药物"掩盖"症状
治标	vs	治本
依赖五花八门但作用有限的检测	vs	深入探究激素路径、胃肠道健康、重金属含量、营养水平、代谢通路、心血管状态、食物不耐受等
以病为本	vs	以人为本
一般性建议	vs	高度个性化建议
对基因问题无计可施	vs	改变人的基因表达
将用药作为解决方案	vs	基于生活方式、营养、心态、压力、睡眠和炎症类型制订全面方案
副作用明显，可导致某些症状和更多需要药物干预的健康问题	vs	副作用轻微或毫无副作用，有助于解决各种现有及长期健康问题

如今，我不必再忍受"怪病"的折磨，不必再受困于任何令人求助无门的绝望症状，而且摆脱了对各种药物的依赖，再也不会因食用某种食物而浑身肿胀。我能轻松自如地保持饮食均衡、健康，而且丝毫没有感受到食物受限。我的精力和魅力不但恢复如初，甚至更上一层楼。以前不止一位专家断言我没有生育能力，但如今我已经是三个可爱孩子的母亲，这令我感到无比骄傲。

在掌握消除炎症根源的方法之后，我认为自己有责任像拯救自己一样帮别人走出泥潭。因此，我辞去了传统医院的工作，开始了在线健康咨询生涯，为世界各地的患者提供一对一服务，帮他们恢复身体健康。我接诊的患者大多和当年的我一样，感到无比沮丧和困惑，与"神秘症状"斗争多年，厌倦了医生"一切正常"的说辞，不愿继续服用各种毫无效果的药物。他们通常已将所有可能的疗法试了个遍，但几乎均以失败告终。

随着炎症的消退，患者消除了慢性疼痛，调节了自身免疫紊乱，修复了肠道失衡，缩小了肿瘤体积，克服了焦虑和抑郁情绪，能够轻松入睡，甚至取消了不必要的手术。原本被诊断为不孕症的患者最终成功受孕，原本身材臃肿的患者成功轻松减肥，原本受各种疑难症状困扰的患者重获健康，重新找回了自己的存在感和幸福感。

确定您的独特的炎症类型，并有的放矢地消除其根源正是本书的写作目的！我认为我有义务基于自己的专业知识，针对患者（无论其年龄、种族、生活方式和健康状况如何）提炼出一套行之有效的指南，使他们能最终摆脱传统医学无法诊治的病症并重获新生。虽然我无法一对一地指导所有患者，但我可以将自己的知识和实践经验分享给每一个人，这也是我作为本书作者所肩负的责任和义务。任何人都有追求真相、走出迷津的权利。尽管我们没有面对面交流，但我希望一切改变从您捧起本书开始，从阅读书中内容开始，从这一刻开始。如果本书为您的人生重新打开了一扇门，我会由衷地为您感到骄傲。本书是一套以解决方案为主导的指南，旨在通过改变生活方式帮您减轻炎症，让您以更充沛的精力和活力迎接健康的人生。这套指南也是当年的我苦苦寻求而不得的答案。

本书将向您介绍炎症是什么，它的具体表现是什么，当急性炎症发展为慢性炎症时又会发生什么。我将在一系列以解决方案为主导的章节中向您揭示环境、饮食习惯、心理健康和生活方式在炎症的产生和发展中所起的作用。在厘清炎症的根源之后，我将向您提供各种必要的"武器"，帮您取得健康保卫战的胜利！一旦掌握了相关知识和建议，您就能改变自己的不良生活方式，完全扭转自己的健康状况、提高工作效率和精神活力。

最重要的是，本书的知识和建议将帮您强化免疫系统，重塑更加强健的体魄。强大的免疫系统能帮您抵御病毒、细菌、过度压力、毒素、创伤甚至怀孕对身体造成的损伤，一路为您保驾护航！

或许您已经在沉疴中挣扎了太久，但疼痛等不适并非生活的常态。您有权掌控自身的命运，以身心完整、意志坚定、健康向上的姿态活在这个精彩的世界。您的健康不仅是个人的事，它所产生的涟漪效应将影响每一个可能与您有交集的人，包括您的同事、家人、您尚未出生的孩子，以及整个世界。我愿意帮您消除造成一切病痛的根源，做您的健康守护者！

您准备好了吗？让我们携手，共同开启这段彻底消除炎症的旅途吧！

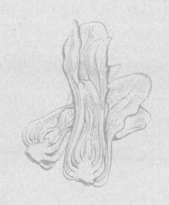

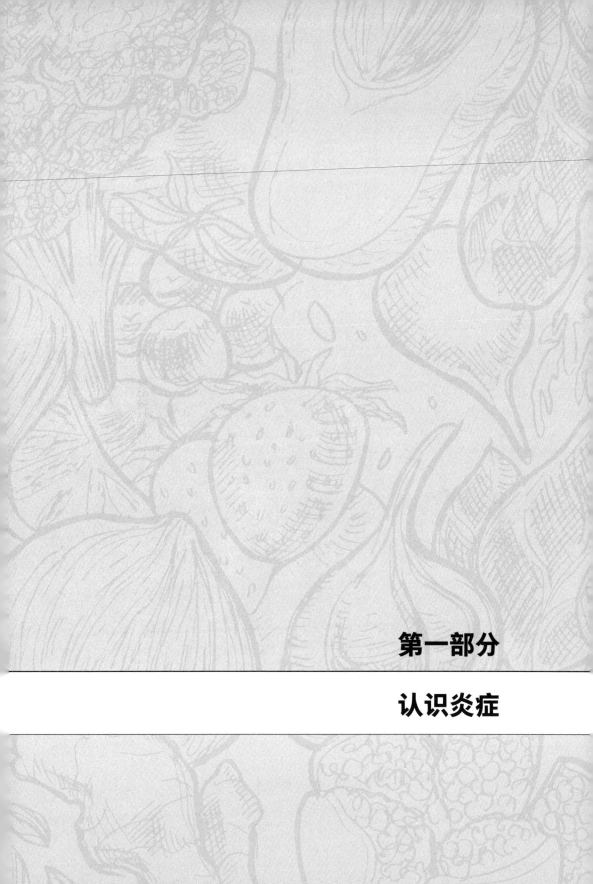

第一部分

认识炎症

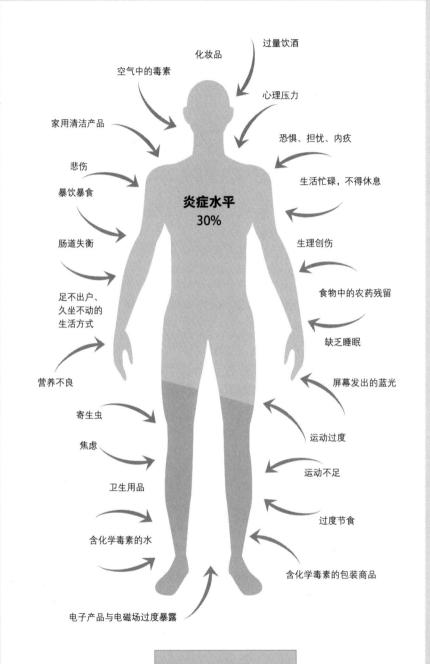

第一章

炎症的作用机理

我们先从一个重要的问题开始：炎症到底是什么？首先我需要澄清一点，炎症本身并不是我们的敌人。虽然炎症是我们要消除的对象，但我希望更进一步地探讨炎症的根源、慢性炎症对身体的影响以及如何消除慢性炎症（因为慢性炎症是人体健康的一大隐形杀手）。

您也许有过被蜜蜂蜇伤的经历。除了最初的疼痛之外，您或许还记得蜇伤部位后来变得又红又肿，而且伴随着灼热感和阵痛感，久久不能复原。

上述症状是急性炎症反应的一种表现。有观点认为，急性炎症反应是"旨在促进伤口愈合的健康生理反应"。[1]一旦异物通过割伤、擦伤、刺伤等伤口进入体内，人体会立即采取行动，以消除异物的威胁。被蜜蜂蜇伤后，导致红肿的并非蜂针本身，而是身体为应对蜂针所启动的免疫反应。所以，炎症是身体应对入侵者、防止其在体内停留的一种反应机制。

急性病症可刺激身体立即启动炎症反应。如果受到了病毒等病原体的攻击，身体会进入全面防御模式进行自我保护。通过发热（炎症的另一种表现）来杀灭病毒就是人体的防御机制之一。所以，强大的免疫系统通过炎症反应能为我们的健康保驾护航。

但问题在于，蜜蜂蜇伤之类的急性状况并非唯一引发炎症的方式，慢性炎症更应该引起我们的警惕。在现代社会各种应激源的影响下，慢性炎症正日复一日、年复一年地持续损害着我们的免疫系统，并且导致了无数的慢性疾病等难治的症状。

炎症的触发因素

炎症的触发因素可分为感染性和非感染性两种，以下是《肿瘤靶标》（Oncotarget）杂志总结的炎症成因。[2]

感染性因素（致人患病的因素）包括：

■ 细菌

■ 病毒

■ 其他微生物

非感染性因素包括：

■ 物理因素（割伤、刺伤、辐射、蜜蜂蜇伤等异物刺激）

■ 化学因素（葡萄糖、脂肪酸、毒素、酒精等）

■ 生物因素（受损的细胞）

■ 心理因素（兴奋或压力）

炎症只是人体对抗有害刺激的一种方式。当上述感染性或非感染性因素进入或接近人体并构成威胁时，人体的免疫系统会激活白细胞趋化性，从而产生炎性细胞因子。

细胞因子由免疫细胞分泌，用于调节免疫和炎症。通俗来讲，细胞因子是身体为了对付"敌人"（如病原体）而派出的化学士兵，而炎症相当于这些士兵手中的武器。虽然这种武器在攻击毒素等敌人时十分给力，但它也会伤及无辜，并且在战场上留下一片狼藉。炎症消退之后，结束战斗的免疫系统需要好好休养生息，以从刚刚的战斗"中得到恢复；但是如果炎症持续，二者都将持续受损，久而久之将产生严重损伤。

生活中难免遇到各种"敌人"，如果我们不能整体减轻炎症，同时努力恢复免疫系统功能，那么人体最终将因频繁的战斗而失去往日的生机与活力，成为充满毒素的不毛之地。

炎症的益处

如前文所述，我们需要炎症，因为它的本职工作是保证人体安全，有时甚至能挽救我们的生命。急性炎症发作是身体履行正常职能的表现。

炎症的五大症状为发红、肿胀、发热、疼痛和功能丧失。[3]这些症状是人体在感染或受伤后努力修复和保护自身时产生的副产品。

细胞因子和其他炎症触发因素会促使血管扩张，确保含免疫细胞的血浆能以更快的速度到达受伤或感染部位。此时的血管就像拓宽的隧道一样，允许更多的"汽车"（含免疫细胞的血浆）快速通过。发热和发红是血管扩张导致血流量增加的结果。

　　肿胀是"进入周围组织的液体增多"以及受损区域发生细胞浸润所致，而"液体增多"正是含免疫细胞的血浆大量涌入受影响区域的结果。

　　在抵达受影响区域之后，免疫细胞开始各司其职。如果皮肤有破口，血小板会负责止血，同时抗体攻击入侵的微生物。中性粒细胞（一种能包围并吞噬细菌的白细胞）负责清除进一步的威胁。整个免疫团队在人体内有条不紊地工作，时刻照顾并保护着我们。

　　疼痛可能是初步损伤（如被蜜蜂蜇伤）或水肿引发的感觉神经受损所致。水肿是指组织内存在多余的液体，当然这些液体的存在也是为了修复组织。水肿或疼痛还会导致功能丧失。

　　水肿在视觉上常表现为身体肿胀。例如，当我20多岁初次出现健康问题时，水肿是其中最显著的症状之一。我经常抱怨自己"像气球一样"膨胀起来，双腿、双臂和面部总是充斥着大量多余的液体，使我整个人看起来肿胀不堪。如果用手按压，我的皮肤会因液体潴留而留下一个巨大的凹痕，这便是凹陷性水肿。那是一段不堪回首的可怕经历。但需要注意的是，与"蜜蜂蜇伤—发炎—复原"的模式不同，我的身体（您的亦可能如此）并未迅速恢复正常，这是一种长期慢性反应，因为那时我正在对抗过度的压力。我的身体实际上已处于一种炎症"过载"状态。

　　尽管急性炎症反应在人体内发挥着重要作用，但值得注意的是，作为一种有效的防御机制，炎症应在短期内消退。炎症反应持续时间越长，其破坏性就越大。南加州大学医学系（University of

Southern California's Department of Medicine）的大卫·阿古斯（David Agus）博士指出，尽管发热是人体为抵御病毒而启动的一种正常的急性炎症反应，但每次发热都会增加我们未来罹患癌症或心脏病的风险！[4]随之而来的压力和损伤还会影响免疫系统功能。由于生存是人的本能，当危险以病原体或化学毒素的形式袭来时，免疫系统会立即进入攻击模式，以保证我们生存下去，即使炎症会损害我们的健康。生存的优先级高于健康，所以这是一种两害相权取其轻的做法。但这会形成一种可怕的循环，给身体带来无尽的混乱，所以我们必须尽快终结炎症，否则您的世界（或者说我们的世界，我们的身体）将永远处于病态之中。

减轻炎症和保持积极情绪是您每天应该做的两件最重要的事。

慢性炎症的危害

炎症的真正危害体现在它发展为慢性炎症之后。除了蜜蜂蜇伤等外部刺激，现代社会还有太多的因素在日复一日地触发人体内的炎症反应，包括与配偶争吵，路怒情绪，恐惧和担忧，食物、空气、水、家庭日用品中的毒素，不良饮食习惯，睡眠不足，久坐不动的生活方式等。这些因素都会引发慢性炎症，从而导致正在折磨您的各种难治疾病或症状。焦虑、抑郁、疼痛、失眠、腹胀、腹泻、便秘、皮肤病、脱发、偏头痛等头痛，甚至癌症、器官功能障碍、自身免疫性疾病等，都可能与慢性炎症或它对人体造成的影响有关。

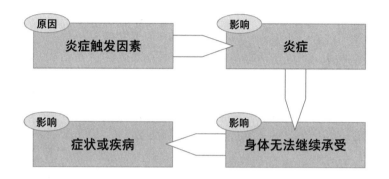

根据学术论文《肥胖与炎症的联系机制及其并发症》（*Obesity and Inflammation: The Linking Mechanism and the Complications*）中的理论，慢性炎症与急性炎症的不同之处在于，"慢性炎症的持续时间较长，其特征是淋巴细胞和巨噬细胞的出现以及结缔组织的增生"。[5]简而言之，该论文的作者认为炎症本应短期存在，但如今却会持续相当长的一段时间，因而给我们的健康带来了一系列问题。炎症还具有累积效应，所以触发因素越多，您体内的炎症就越多，身体的机能就越差，各种症状或疾病就表现得越猖獗。

一旦发展为慢性炎症，意味着炎症将从局限于具体伤口或疾病的正常急性反应转变为持续的防御性反应。在慢性炎症状态下，身体会持续攻击它认为有毒的一切物质。不幸的是，日常生活正在向人体倾泻巨量的毒素，所以炎症会在我们体内发动一场旷日持久的战争。您甚至可能注意不到这场正如火如荼进行中的战争，直到症状开始逐渐显现。您可能主观上认为自己现在"很健康"或者"根本没病"，但身体内部的问题如果得不到解决，身体崩溃只是时间问题。

慢性炎症反应可能源自环境中的过敏原、个人不良的精神状态、不正确的饮食、家居用品（如肥皂、乳液、清洁剂、化妆品等）中含有的毒素。

尽管慢性反应同样伴随着发红、肿胀、发热、疼痛和功能丧失，这与蜜蜂蜇伤等引发的急性炎症的外部表现如出一辙，但慢性炎症更有可能潜藏在人体内部，造成自身免疫性疾病、胃肠功能不佳、食物不耐受、头痛、焦虑、抑郁、睡眠问题、能量不足，以及其他难治的症状或疾病。换言之，慢性炎症能以各种方式引发人体不适。例如，您在闹钟响了五次之后仍然昏昏欲睡，无精打采，缺乏起床的动力和欲望；或者您压根不想起床，不愿面对新一轮疼痛等症状的折磨。这根本不是生活该有的模样，您有过上美好生活的权利，而且我相信您最终能够恢复健康活力，这一切的答案尽在本书中！

慢性炎症引发的病症包括：

■ 肠易激综合征、炎性肠病、腹泻、便秘、不明原因的腹痛

■ 类风湿关节炎、骨关节炎

■ 银屑病、湿疹、痤疮

■ 多发性硬化症

■ 动脉粥样硬化

以及：

■ 荷尔蒙失衡，包括经前期综合征（PMS）、月经稀发、月经过多、月经不规律、甲状腺功能减退、不孕症、肾上腺皮质功能不全等

■ 焦虑、抑郁

■ 偏头痛等头痛

■ 失眠、疲劳

在传统医学中，上述部分病症被归为"炎性病变"。[6]《慢性炎症》（*Chronic Inflammation*）指出："慢性炎症与各种退行性疾病有直接关联。这些病症囊括了当今几乎所有的非传染性疾病，如肥胖症、糖尿病、动脉粥样硬化、高血压和癌症。"[7]

此外，桥本甲状腺炎等自身免疫性疾病也是自身免疫系统错误地对甲状腺发起攻击所致。

所以，尽管炎症的急性发作对人体有益，但研究表明，其慢性形式几乎是所有慢性疾病或难治症状的主要成因，同时也是我罹患各种"怪病"的根源。

发炎的身体中虚弱的免疫系统根本无法抵御各种毒素、

病毒、压力和不良生活方式的侵袭。

久而久之，人体会失去代偿能力并最终走到崩溃的边缘。

所以我们必须消除炎症，才能重获并保持健康。

您当前体内的炎症越多，未来患心脏病、癌症等疾病的概率就越大。仅一次发热就会导致各种疾病患病的风险升高，一旦慢性炎症长期肆虐，您未来的健康状况必然堪忧！所以心脏病、癌症等疾

病很可能是人体内长期存在的慢性炎症所致。此外，慢性炎症还是早衰的一大成因，想必任何人都不愿早早老去！消除炎症甚至能帮我们"返老还童"，这不仅表现为更加青春靓丽的外表，我们的大脑、心脏等内部功能同样会焕然一新。所以消除炎症是我们永葆健康活力的有效手段。

毒素总负荷

　　我过去的种种经历，包括持续的肿胀、疲劳、体重增加、压力过大、情绪低落、腹胀等，都是慢性炎症所致。虽然我主观上认为这一切都是"突然发生的"，但实际上是多年的毒素暴露和不断累积的压力导致的健康状况恶化。长期以来，平静的湖面之下始终暗流涌动，直到我的身体濒临崩溃，一系列症状才开始显现。我将人体内累积的各种有害物质的总量称为"毒素总负荷"，这是功能医学研究院经常使用和不少研究论文中频繁提及的一个术语。分析毒素总负荷能帮我们了解人体的损耗机制。人体能对外界应激源发起的"攻击"进行代偿，但如果攻击持续发生，身体最终会丧失代偿能力。于是，您之前一直忽视的小症状开始加重，并最终演变为燎原之势。随着身体逐渐接近"极限"，它会向我们发出绝望的呐喊："不，麦琪，我撑不过今天了，我们没救了。"

　　在了解了生活中所有可能导致慢性炎症甚至免疫系统崩溃的因素之后，我不禁感慨："怪不得我会生病！"说实话，身体能忍耐20多年才"崩溃"，简直是个奇迹！在人生的前20年，我可怜的身体始终处于超负荷状态，却没人提醒过我。我从未听同学谈论过化学毒素、空气质量、饮食，甚至心态是如何导致身体失衡并最终伤害身体的，因为对于21岁的大学生而言，这种话题既不"撩人"也不"炫酷"。如今我对饮食、压力和环境毒素影响人体的机制了解得越深刻，就越无法理解我当年做出的各种错误选择。是我亲手将身体推向了崩溃的边缘，导致其失去了代偿能力。我想对自己的身体说句"抱歉"，更想对它说句"感谢"。抱歉对它的长期虐待，感谢它一边默默承受一边给予我最好的支持。

症状的初次发作恰逢我研究生学业的艰难抉择之时，我因此承受着无比巨大的精神压力。压力会激活人体的"战或逃"反应，从而导致过度的炎症反应。如果我们在徒步旅行时遇到狗熊，"战或逃"反应会使身体进入生存模式，并启动一系列的内部反应，以竭尽全力挽救我们的生命。但问题在于，身体无法区分我们是真的面临生存威胁，还是基于压力条件反射式地启动相关反应。我们将在第六章详细讨论精神压力引发炎症的机制。

与学业压力相比，我的个人生活习惯对身体的伤害更大。我有每天早起（一般为4：30～5：00）的习惯，以便在上课前完成健身运动。但由于时间紧张，我必须在健身后匆匆赶回住处，匆匆准备上课的材料，再匆匆赶到学校。在校期间，我往往久坐不动，大量用脑，边吃午餐边学习。我的夜生活同样安排得满满当当，先是做高温瑜伽，再继续学习，直至两眼再也睁不开、在疲惫中沉沉睡去为止。这样的生活日复一日地继续着。原本用来休息的周末也被各种待办事项或外出旅行占据。与朋友狂欢自然少不了鸡尾酒和比萨，我周末的忙碌程度比平时有过之而无不及，所以我的身体很少有喘息之机。即使我偶尔抽出时间蒸桑拿来"放松"自己，也无法做到真正意义上的放松，因为我希望最大化地利用时间，边泡澡边发短信或邮件，或者从事其他工作。我还采用了一种溜溜球节食方式，即平时进行严格的饮食限制，到了周末狂吃各种垃圾食品。此外，我还经常采取网上流行的各种健身饮食法，但它们几乎不含碳水化合物和脂肪。我的饮食范围基本不变，无非是在西蓝花、无骨去皮鸡胸肉、罗非鱼等寥寥几种食物之间切换。虽然我表面健康向上、充满活力，但身体其实早已不堪重负，并最终导致炎症失控和免疫系统受损。这种生活方式就像一枚定时炸弹，爆炸只是迟早的事。

事实上，我之前的种种遭遇与营养不良密不可分。每多吃一次加工食品或高糖食品，每多吃一口纸杯蛋糕或油腻不堪的比萨等精制碳水化合物，身体的毒素总负荷就会增一分，这些都是压垮骆驼的稻草之一。我们认为的"健康"食物中也可能含有毒素。例如，如果在收获前喷洒过有害化学物质，并且在食用前没有彻底清洗，一口苹果也足以引发炎症反应。我无意制造恐慌，只是想提醒您，有些事情可能并不像我们想象的那样简单。即使您认为自己的饮食足够健康，只吃大众认可的健康食物，但毒素仍然会见缝插针，溜进您的体内。除了饮食不健康和精神压力大以外，我长期受到炎症困扰还与我此前从未认真考虑过的一些小细节有关，比如我每天使用的乳液（它们含刺激性化学物质且香味浓重），我饮用的水（其实我安装了当时流行的水箱过滤器，但直到现在我才知道，这种装置所起的作用十分有限），甚至我公寓里的空气（因为我并未安装空气净化器，无法过滤空气中的毒素），这些有毒物质逐渐累积，最终超出了身体的承受范围，导致我的健康状况急剧恶化。

遗传因素的作用

您可能感到诧异，为什么与您吃相同食物、住同一公寓、饮用相同的水、使用相同产品的配偶或朋友并未出现与您相同的症状。您可能感到诧异，在感染同一种病毒之后，为什么有些人会病入膏肓甚至一命呜呼，而另一些人却在休息几天后便恢复如初。这是因为炎症对人体的影响受遗传因素和生活方式的共同影响。遗传因素可能使您更容易受某些健康问题的困扰，这又被称为遗传易感性。您可能发现自己的身体似乎在某些方面存在缺陷，如无法代谢咖啡、无法吸收B族维生素、难以稳定血糖等。但遗传因素并不能直接决定您是否出现某种疾病或症状，因为遗传易感性只能说明您具有某种患病倾向，而不良生活方式等炎症触发因素则会将这一倾向变为现实。

此外，遗传易感性还表现为我们的某些系统及（或）器官更容易衰退。人体的某些部位（或方面）较为脆弱，一旦出现炎症，这些部位通常更容易出问题。毫无疑问，甲状腺和激素是我的"弱点"，因为我的母亲和外祖母都有甲状腺功能减退病史，而我也始终忍受着激素失衡的折磨。直到18岁那年，我的初次月经才在避孕药的诱导下姗姗来迟！现在看来，我的激素其实早在自己有所察觉之前就已经失去了平衡。我母亲当时肯定也预感到我"不太正常"，但医生对她的担忧却置之不理。她带我辗转看了不少医生，检查了我的甲状腺和激素状况，甚至做了多次腹部扫描，但结果毫无例外地显示"一切正常"，所以最后只能不了了之。除了月经迟发，我还畏寒，经常穿着厚厚的毛袜子，运动衫里总是套着一件卫衣，而且帽绳始终紧紧地系着，将脑袋裹得严严实实，只留下眼睛和鼻子。我会将身体裹在厚重的毯子里，而此时我的兄弟姐妹还在穿短裤和T恤，他们似乎一点都不觉得冷。此外，我总是感到饥饿，似乎永远填不饱自己的肚子！很显然，在出现各种"实质性"症状之前，我的健康状况其实早就亮起了红灯。久而久之，激素失衡变得愈发严重，但我对体内发生的一切仍然毫无察觉。当时我尚未意识到，巨大的压力、睡眠质量差、嗜吃垃圾食品等状况无异于火上浇油。所以，当毒素总负荷达到极限、身体无法继续代偿时，炎症风暴首先以甲状腺和激素问题开始发难。但问题在于，人体是一个联系紧密的整体，各系统器官互联互通，而非相互独立。如果一个部位出现问题，其他部位也可能被波及。这就解释了为什么当您与各种症状斗争时，需要从整体视角来消除症状并恢复健康，而不是头疼医头、脚疼医脚。这也是传统医学通过药物手段缓解症状却无法治病除根的原因。以我个人为例，我的甲状腺功能"出了问题"，月经周期也不规律。传统医学给出的解决方案是："喏，这里有两种药。甲状腺药物治疗你的甲状腺问题，避孕药治疗你的月经问题。"药物似乎成了唯一的治疗方案。在这种医疗体系下，医生不会进一步询问我的身体为什么出现这些问题，更不会思考该如何消除它。传统医学也不会考虑受连带影响的其他系统，比如我的营养状况、新陈代谢、胃肠道健康状况或排毒路径。我并不否认传统医学在某些领域功效卓著，但对于许多需要医学帮助的人而言，它又是那么地无能为力，这一点同样毋庸讳言。

我需要再次强调的是，遗传因素并不是炎症等健康问题的"直接成因"，如果您的炎性应激源达到了极限，并且您的内部环境受到了攻击，遗传易感性将使您更容易出现某些症状、疾病或某方面的失衡。如欲评估自己的炎症类型，请阅读下一章。

如何消除炎症

我知道，上述内容可能令部分读者感到不知所措，所以我认为有必要先给您吃一颗定心丸，即炎症绝对可防可控。外部因素的确会导致一时的身体不适和心情沮丧，但我们可以通过改变呼吸方式、思维方式和生活方式来摆脱这些因素的影响。我们可以通过各种选择来修复自己的内部环境，减轻毒素暴露，从而消除炎症，促进身体的自我修复。事实上，这正是我们的主要目标：减轻毒素暴露，使身体健康状况朝正确的方向发展，从而恢复身体的正常功能。我们的身体比当今所有的医生或药物都要睿智。一旦确定炎症的触发因素，我们就能策略性地转变生活方式，使身体重新焕发原本的生命活力！人体承受毒素的能力存在个体差异，而我们的一举一动都可能会减轻或加重毒素负荷。如果您决定改变内外部环境以一劳永逸地消除炎症，本书将帮您迈出坚实的第一步！建议您从此刻开始端正自己的态度，因为您刚刚迈出的这一步可能会使您的人生轨迹朝着永葆健康的方向前进。诚如是，我由衷地为您感到骄傲！

传统医学习惯于通过药物、一刀切式饮食法甚至手术来暂时消除炎症造成的各种症状，而不是发现并消除炎症的根源。这种医疗模式的弊端在于，只做一些修修补补的工作，只求暂时消除症状或使检测结果看上去"漂亮一些"，但并不能解决深层次问题。为了进一步说明问题，我们可以将炎症比作一台漏水的冰箱，将人体比作厨房的木地板。设想一下，如果冰箱持续漏水，漂亮的木地板会因受到腐蚀而损坏。于是，您将泡坏的地板换成了新的。但一段时间以后，新地板再次损坏，因为漏水的冰箱（或者称根源）并未消除！您始终没有考虑地板损坏的根本原因，更换新地板只能暂时掩盖真相，却无法阻止地板接二连三地被腐蚀损坏。

如果您认为这个比方离疾病太远，我们来举一个更直接的例子。对于甲状腺功能减退患者而言，服用甲状腺药物的确能改善症状，但如果造成甲状腺功能低下的原因没有彻底消除，实际问题将持续存在。尽管检测结果显示您的病情看似有所改善，但您体内的炎症仍然处于失控状态，这会对您的所有系统器官造成长期损害。换言之，您并未从根源上消除症状或异常，而是用药物暂时掩盖了它们。但随着时间的推移，这会引发更严重的问题。

腹胀、便秘和腹泻同样如此。医生可能给您开具某种药物来缓解症状，但这些药物只治标不治本，它们无法解决症状背后的核心问题，所以您在服药之后仍然可能受到各种致人衰弱、令人尴尬、使人痛苦、令人沮丧的症状的折磨。这样的恶性循环暴露了传统医学的弊端。

善问者方能善答，建议您以后常常自问："我为什么会受到炎症的折磨？炎症的背后是否还潜藏着其他原因？这些原因是不是导致一切问题的根源？"如欲解决健康问题，您必须拥有刨根问底的心态，而不是仅关注表面的症状或异常。换言之，"冰箱漏水"或"甲状腺功能减退"可能不是症状的根源，至少不是事件的全貌。冰冻三尺非一日之寒，在冰箱漏水之前相当长的一段时间内，某些损伤（身体对某些物质的反应，如散发香味的香水、公寓外的浓雾、未知的致敏食物等）已经在悄无声息中发生。而我们要做的就是揪出引发身体炎症反应的罪魁祸首，确定导致炎症的应激源。通常情况下，罪魁祸首并非某个单一事件，而是一系列应激源的组合。由于具有累积效应，这些应激源会导致身体不堪重负而最终受损，于是症状或疾病便出现了。

为了消除各种难治症状的根源，我提出了一项包含三部分的方案。该方案不但能解决您的饮食问题，还将重点关注您的居住环境、常用产品、呼吸方式、心态、睡眠习惯甚至饮水质量。最重要的是，该方案遵循化繁为简的原则。您经历了太多的痛苦与不公，甚至流干了眼泪；您感到无助、失望和痛苦；您已经厌倦了无休止的过山车式生活，但我与您同在，我会与您携手渡过眼前的重重难关，最终到达自由的彼岸。

本书无意设置各种条条框框，对您能做什么或不能做什么横加限制，这不是我的行事风格。我只希望您能恢复最佳身心状态，在这个充满挑战的现代世界健康生活，尽情享受生命的每时每刻。为此，我将帮您挖掘增加毒素总负荷的所有因素，帮您做出对自身最有益的选择，帮您过上最健康的生活。

为了切实改善您的感受、重塑身体形象、恢复最佳机能，需要您在生活中有所为、有所不为。本书提供的工具将通过升级改造，帮您营造一个健康生活、减轻压力、提高精力、增强免疫系统功能的环境。我将帮您确定炎症类型，并以此为基础为您量身定制一套专属的饮食方案。此外，我还会帮您确定并尽快执行三步方案，以防止炎症对您的生活造成进一步破坏。减少生活中的毒素暴露有助于提高您的能量水平，恢复身体的自愈能力，确保您的身体能轻松胜任各种日常工作，如平衡激素、调节神经递质水平等。随着能量储备的逐步增加，身体保持自身健康、应对各种挑战的能力也同步增强，从而能够更加轻松地应对各种应激源。抗炎生活并不意味着一切苛求尽善尽美、始终遵循严格的饮食方案、待在室内避免污染或只使用有机产品。相反，我所倡导的抗炎生活方式体现在各种微小的行为习惯中，着重培养您积少成多的意识，积极并坚持不懈地朝着有利于身体健康的方向转变，同时尽量避免各种有害因素，最终夺回对自身健康的控制权。

虽然有些因素不受个人掌控，比如汽车排放的尾气、工作场所的空气质量等，但我们也应对此有所了解。当然，我们更需要了解自己能控制的因素有哪些，以达到尽快改善自身健康的目的。本书提供的实用工具将帮您做出各种必要的选择，以降低身体的毒素总负荷，预防不必要的炎症，从而减轻或扭转给您带来无尽困扰和痛苦的各种难治症状。此外，我还将教您如何评估自己的毒素总负荷，明确可能困扰您的具体风险因素，并提供相应的解决方案。

本书将帮您洞悉人体的"生物机制"，掌握恢复最佳身体机能的方法。您或许无意成为一名职业运动员，但您肯定希望自己精力满满，能够时常陪孩子玩耍，能够在结束一天的忙碌工作之后仍有心情陪爱人闲逛，能够在事业上崭露头角。总之，健康的身体是您陪伴家人、发展爱好、享受生活的前提。即便您并未经历与我相似的症状，也未被诊断出具体的疾病，但如果您能意识到自己的每一次微小改变都会对自己的身体、健康乃至生活产生巨大作用，这同样有助于为您未来的健康生活赋能。此外，消除炎症意味着睡眠质量更高、皮肤光洁、疼痛减轻。知识就是力量，了解自己在饮食、环境、心态等方面能做出的转变，您就能彻底改变自己的人生。

第二章

判断炎症类型

"我好怀念过去的美好生活"

许多患者曾对我感慨："我好怀念过去的美好生活。"如果您也是其中的一员，说明是时候做出一些重大改变了。有了我的陪伴，您将不再是这段艰难旅途中的独行者。

除了上一章介绍的炎症基础知识及其发生机制外，炎症的类型同样重要。炎症可能是由多种因素造成的，包括饮食、环境应激源、遗传因素等。了解自己的特定炎症类型有助于顺利完成方案的第一部分，即明确自己出现各种症状的原因，厘清自己需要优先解决的事项。如果您出现了相关病症，或者怀疑自己可能受到了炎症侵袭，本书相关章节将为您答疑解惑，帮您揭开病症的发生机制，为您的康复提供指导。

　　在阅读本书之余，我建议您寻求功能医学医生或营养师的帮助。但如果您对自己的执行力足够自信，能坚定不移地践行书中的建议，相信您无须依赖他人也能轻松掌控自身健康。明确自己的炎症类型和可能引发炎症的各种生活因素将彻底改变您的日常感受，您会豁然开朗，掌握化繁为简的技巧，能直接抓住重点，快速改善自身健康状况。此外，炎症会在人体内广为扩散并影响许多部位，一个人可能同时存在多种炎症类型。本书将向您清晰展示各种病症的发生机制，分析您当前面临的主要问题，以及如何采取措施消除炎症，恢复身体健康。本书还将帮您了解自己的遗传易感性，以重点关注与自己直接相关的章节与建议，以便您基于自身独特的需求更好地从书中汲取营养，尽快改善自身健康状况！

　　我和团队编制了一套综合测验，方便您准确地判断自己的炎症类型并了解您的毒素总负荷情况。我强烈建议您在深入阅读本书之前完成这套测验。您可以向后翻直接答题。后续章节将对各种具体的炎症类型做详细介绍，并在方案的第二部分和第三部分为您提供个性化的饮食和健康生活重启秘籍！

　　鉴于人的生化机制存在显著的个体差异，除了采纳书中的建议，您还有必要进行专业检测，以深入评估自己的健康状况、指导自己的未来生活。但通过测验明确自己的炎症类型并遵循书中的指南是您恢复健康的最快途径。本书提供的工具将帮您实现常葆健康活力的愿望！毫不夸张地说，本书将为您带来前所未有的体验，为您指明方向，带您走出混沌，为您带来康复的希望。我相信您能做到，也请您相信自己。

炎症类型测验

请为下列症状打分，分值为0～3：

0—无症状

1—症状每月出现数天

2—症状每月出现数周

3—症状几乎始终存在

肌肉与关节炎症

_____我的肌肉出现了生理性疼痛。

_____我的关节出现了生理性疼痛。

_____我的胳膊和腿有刺痛感，手或脚有麻刺感。

_____我早晨醒来后浑身僵硬，或者一整天都有僵硬感。

_____我的关节有灼烧感，有时甚至会发红。

类别得分：_____

激素与甲状腺炎症

_____我眉毛的外侧1/3较为稀疏或出现脱落，和（或）我的头发稀疏。

_____我的身体经常肿胀，或者体重正在增加。我发现戒指在逐渐变紧，面部出现"浮肿"，或者腿部肿胀，而且远端肿胀更严重。

_____我的精力符合下列一项或多项描述：

- 即使睡足8个小时，醒来后仍然感觉疲惫不堪。

- 我在午后会感到精力不济，有时直到晚上才"恢复精神"。

- 我从下午3点左右开始感到筋疲力竭，精力无法支撑到晚上。

_____我一直畏寒怕冷。

_____我月经不调或者闭经。

类别得分：_____

糖引发的炎症

_____我感到头晕、浑身发抖或易怒。

_____我不知饥饱，并且嗜吃碳水化合物。

_____我极度口渴。

_____我的体重持续增加，或者无法减肥。

_____我的腹部、侧身和背部满是赘肉。

心理压力引发的炎症

_____我感到焦虑，有时会心跳加速。

_____我经常感到萎靡不振，即使对曾经热爱的事项也提不起兴趣。

_____我感觉自己记忆力下降或者思维混沌。我经常记不起事情，丢三落四。

_____我经常感到心情烦躁。

_____我的情绪极不稳定，有时感到非常高兴，有时却又非常悲伤。

类别得分：_____

消化道炎症

_____我有便秘或腹泻。

_____我看起来像个孕妇，而且无论采用哪种饮食方式，始终无法摆脱腹胀的困扰。

_____进食后或者长时间不进食，我就会感到烧心或者出现胃酸反流。

_____我在进食后会感到疲倦、疼痛、情绪低落，或者皮肤病症发作。

_____我在进食后仍然感到饥饿。

类别得分：_____

过敏、哮喘和皮肤炎症

_____我的皮肤干燥或异常油腻。

_____我的皮肤经常发红、发炎、出现斑块、瘙痒，以及（或者）出现不明原因的皮疹。

_____我感觉自己的脸肿得像气球。

_____我感觉难以顺畅、充分地呼吸，就像肺部无法全力工作一样。

_____我在呼气或吸气时能听到哮鸣声。

_____我的眼睛发红、肿胀或发痒。

类别得分：_____

结果

感谢您参与炎症类型测验。该测验结果有助于您和医生明确困扰自己的炎症类型，从而有的放矢，更轻松地完成这次健康之旅。

根据得分可以划定炎症的严重程度。请计算出您在每个细分类别的得分，并对应得出严重程度。需要注意的是，该得分并非所有类别的总分，而是每种炎症类型的独立分数。这有助于明确您的最高炎症水平和努力方向。

严重程度	分数范围
1级	0～5
2级	6～10
3级	11～15
4级	16～18

1级：0～5分

症状通常不会影响您的日常活动。有时您会感觉自己完全健康，根本没有任何症状表现。但此时问题可能已在悄无声息地萌芽。您体内的化学过程可能已经出现了失衡，如果不加以解决，将为未来埋下健康隐患。建议您进行一些微小的调整，以防止问题进一步恶化，使健康状况更上一层楼！

2级：6～10分

如果严重程度达到2级，您可能会注意到身体出现了某些问题，并将这些问题归咎于工作、压力、衰老或饮食因素。但实际上，您体内的化学过程已经出现了明显的失衡，您的健康状况进一步恶化只是时间问题。您开始出现严重的疲倦，各种症状接踵而至，甚至已罹患自身免疫性疾病。建议您求助医生为您做一次全面的病例回顾和化验，并根据结果制订个性化方案，以阻止炎症的进一步肆虐。

3级：11～15分

您能明显感觉自己的健康状况每况愈下，并且受到疲倦、肠道问题、皮肤异常、精神萎靡不振、身体机能下降、隐痛、疼痛等症状的持续困扰。为了改善自身健康状况，您或许已经尝试了某些方法，比如某种声称有神奇修复效果的营养补充剂、某种饮食方法或排毒方案，但这些尝试均以失败告终。此时，您需要首先厘清造成炎症的根源，找到并有效实施消除根源的方案，以期最终战胜病痛。

4级：16～18分

当严重程度达到4级时，您会感到生活无望、心情沮丧，甚至产生就此认命的念头。请不要灰心，本书给您带来了康复的福音。您或许已经看过无数次医生，尝试过无数种方法，但始终无法摆脱病痛的折磨。疾病影响了您的生活，而且周围一切与您有交集的人也深受其苦。您当前的首要任务是保持良好心态，相信自己一定能恢复健康，或者至少能显著减轻症状，从而提高生活质量。但这需要您从各种小事做起，并做到持之以恒、脚踏实地。如有可能，请找一位经验丰富的功能医学医生帮您挖掘疾病的根源，引导您渡过难关，抵达健康的彼岸。

毒素负荷测验

请基于您过去30天的经历对下述各项打分。

评分标准：

    0—毫无或几乎毫无症状

    1—症状偶然出现，但并不严重

    2—症状偶然出现，并且严重

    3—症状频繁出现，但并不严重

    4—症状频繁出现，并且严重

    如果您是首次进行该测验并且得分较高，请不必惊讶，因为这很常见。初测得分将是您开启健康之旅的起点，通过实施本书提供的方案，您的得分将逐步下降。

头

_____头痛

_____偏头痛

_____头晕

类别得分：_____

睡眠

_____无法入睡

_____半夜惊醒

_____即使睡眠充足，醒来后也会感到疲惫

类别得分：_____

眼睛

_____流泪或发痒

_____肿胀

_____有眼袋或黑眼圈

类别得分：_____

耳朵

_____发痒

_____感染或疼痛

_____耳朵有液体流出

_____耳鸣

类别得分：_____

鼻子

_____堵塞

_____鼻窦频繁感染

_____过敏

_____鼻涕多

类别得分：_____

口腔、咽喉

_____咽喉痛、声音沙哑、失音

_____舌苔发白或吐字不清

_____慢性咳嗽

_____口腔溃疡

类别得分：_____

皮肤

_____瘙痒

_____痤疮

_____湿疹、荨麻疹

_____干燥

_____经常出汗

_____总是畏寒怕冷

类别得分：_____

心脏

_____心跳不规律或不连续

_____心跳加速

_____胸痛

类别得分：_____

肺

_____哮喘

_____呼吸困难

_____呼吸短促

类别得分：_____

消化道

_____腹胀

_____腹泻

_____便秘

_____腹痛

_____恶心、呕吐

_____烧心

_____打嗝、放屁

类别得分：_____

关节、肌肉

_____关节疼痛、隐痛

_____僵硬、运动受限

_____肌肉疼痛、隐痛

_____感到乏力

类别得分：_____

饮食

_____暴饮暴食

_____体重异常增长

_____体重异常下降

_____催吐

_____厌食症、能量摄入严重减少

_____潴留

类别得分：_____

精力、活动能力

_____疲惫、始终感到疲劳

_____坐立不安

_____过度活跃

类别得分：_____

心理、情绪

_____记忆力差、健忘

_____焦虑、紧张

_____抑郁

_____易怒、愤怒

_____注意力不集中

_____口齿不清

类别得分：_____

请对您的家庭和办公环境中与健康相关的因素进行评分，并将结果计入总分。

家庭、办公室环境评分标准：

　　0—已优化

　　1—正在改善

　　2—尚未解决

空气

_____过滤室内空气

_____经常打扫室内环境（除尘、拖地、清扫）

_____按时更换空气净化器滤芯

_____按时清理通风管道

_____经常开窗通风

类别得分：_____

水

_____安装饮用水过滤系统

_____安装洗澡水过滤系统

_____每天至少饮用8杯水

类别得分：_____

光照

_____每天去户外晒太阳

_____将室内照明设备更换为红光灯

_____尝试远红外桑拿

类别得分：_____

心态、压力

_____每天为自己留出独处的时间

_____设法减轻压力

_____进行呼吸练习/户外活动/练习瑜伽/阅读/其他放松方式

类别得分：_____

睡眠

_____每天晚上在同一时间上床睡觉

_____每天早上在同一时间醒来

_____醒来后感觉精神振奋

_____睡前1～2个小时远离电子产品

类别得分：_____

家居用品、卫生用品

_____使用无毒、安全的清洁产品

_____使用无毒、安全的化妆品和卫生用品

_____打扫和整理房间

类别得分：_____

结果

请每月做一次毒素负荷测验，以评估身体状况是否得到改善。

0～10分

您的毒素总负荷极低，表明您选择了一种理想的无毒、抗炎生活方式。

11～30分

您的毒素总负荷处于较低水平，表明您的生活方式尚有提高的空间。

31～50分

您的毒素总负荷处于中等水平，需要您对环境和生活方式做出一些改变来减轻毒素暴露，防止健康状况进一步恶化。请参照本书的健康生活重启秘籍，并采纳至少一条生活方式改变建议（详见第三部分）。

51分及以上

您的毒素总负荷已达到极高水平。建议您参照本书的健康生活重启秘籍，切实减少毒素暴露，促进身体自我修复。如果条件允许，建议您请一位功能医学医生，为您的康复之路提供指导。

第三章

肌肉与关节炎症

　　肌肉与关节炎症会使人无法正常生活。由于肌肉与关节的隐痛，您可能无法微笑地面对生活，无法陪孩子做游戏，无法在劳累一整天后恢复精力。消除肌肉与关节隐痛才能使您过上充满活力的幸福生活——这便是本章的主题。

　　我们将在本章对肌肉与关节炎症相关的众多实例进行探讨。您会惊讶地发现，许多常见的疾病或症状的起因最终都会指向炎症，这有助于我们理解真正影响人体健康的根源其实是炎症的触发因素，而消除这些根源能减轻各种令人苦不堪言的症状。退行性骨关节病是肌肉与关节炎症引发的疾病之一，肌肉与关节炎症还会引发类风湿关节炎、骨关节炎、肌肉萎缩、可导致阻塞性睡眠呼吸暂停综合征的肺部肌肉问题等。

　　除了与肌肉和关节相关的潜在疾病外，有些人还可能受到肌肉疼痛、僵硬或紧张的困扰。经常进行力量训练或长距离骑行、游泳和跑步的人容易频繁出现肌肉与关节炎症。如果您也存在类似的问题，本章内容绝对值得一读。

关节炎症

　　根据美国疾病预防与控制中心（CDC）的数据，2019年，"23%的美国成年人（5400多万人）患有关节炎。关节炎引发的疼痛是导致工作效率低下的最主要原因，每年产生的直接医疗费用高达1400亿美元以上"。[1]关节炎是指可造成肢体僵硬和疼痛的关节部位炎症。类风湿关节炎、骨关节炎和银屑病关节炎（可同时影响皮肤和关节）是三种常见的关节炎。

QUICK CHECKLIST
速查清单

关节炎症的判断依据包括：

☐ 一处或多处关节周围出现肿胀；

☐ 关节疼痛；

☐ 关节功能受限，导致难以从事自己喜欢或必须从事的活动；

☐ 关节僵硬，或关节的活动范围受限。

　　人们通常认为，关节炎的发作概率会随年龄的增大而增加，其实关节炎症可以出现在任何年龄段，因为它实际上是身体毒素总负荷过高所致。我曾经接诊过一位名叫奥斯汀的大学毕业生，彼时他刚刚在芝加哥市中心找到一份理想的工作。20岁出头的奥斯汀看上去身材健壮……但他每天早上醒来后都感觉自己像80岁的老人，因为关节炎症引发的疼痛已经恶化到令他无法忍受的地步。此外，他的头发也开始脱落。

通过观察我发现，表面顺风顺水的奥斯汀其实承受着巨大的工作压力。他的梦想是创办一家属于自己的公司，所以他对自己当前的打工生活并不满意。此外，吃快餐、喝烈酒、尽情享乐是这家公司的职场文化，但夜夜笙歌式的生活令他难以招架！奥斯汀平时是一个很注重饮食健康的人，但为了和同事搞好关系，他必须参加公司的集体活动。作为资深职场人，我明白奥斯汀的无奈。

对于身体的疼痛问题，从未有医生给奥斯汀做过明确的诊断，但问题并不会因刻意忽略而自行消失。在此之前，他不知道自己为什么会受到疼痛的折磨，更不知道如何消除疼痛。当然，奥斯汀并不是每天都泡在快餐和烈酒中，也不会从早到晚窝在沙发里吃薯片。他酷爱运动，事业成功，身材健壮。在外人看来，无论从哪个方面衡量，他绝对是个"健康"人！他已经为保持身体健康付出了相当大的努力，比如吃天然食品、饮用过滤水、服用有机营养补充剂等。但很显然，他的健康拼图始终少了一块。奥斯汀的炎症发作一般早上最严重，但我决定从全天的视角帮他做出改变，使其身体由内而外地完成自我修复。首先，我需要对奥斯汀的所有症状进行全面回顾，以确定是否将关节炎症作为我们的主攻方向。

奥斯汀的关节疼痛每天发作，由于疼痛难忍，他在早上甚至无法正常站立。此外，他还受到脱发、腹胀和腹部疼痛的困扰。

结合奥斯汀的饮食情况，我们可以确定关节炎症正是他的主要炎症类型。关节炎症已经在很大程度上影响了他的生活，使他无法锻炼身体，无法享受健康，无法在工作时保持精力。

我们决定先从奥斯汀的饮食入手。我着重优化了他需要摄入的食物种类，因为他此前的饮食过于单调，这会导致营养不良、食物不耐受等症状。毫无例外，这些都是炎症及相关症状的帮凶。奥斯汀告诉我，每次摄入不耐受食物之后，炎症就像被浇了油一样在体内燃起熊熊大火。

由于他的公寓位于市中心，我还要求他尽量消除居住环境中的各种毒素，我的建议包括：安装空气净化器，以过滤进入室内的空气；在日落后减少光线照射；安装高质量的水过滤系统，以防止重金属或细菌通过饮用水进入他的身体。而且检测结果表明，奥斯汀的胃肠道内存在有害菌，所以我决定双管齐下，在消除有害菌的同时重建有益菌群。

除了上述措施，我还为奥斯汀制订了一套全面的排毒方案，以清除他体内的重金属，净化全身器官，为身体吸收更多的营养物质和自我修复创造条件。这套方案涉及人体的所有系统器官。除了关节，我还评估了奥斯汀的胃肠道健康状况、营养物质水平、胆囊健康状况、体内重金属含量情况等，甚至查看了他的实际居住环境（他的住所附近有一家工厂）。由于人体各系统器官是互联互通的，所以改善这些局部问题及居住环境有助于恢复整体健康。

由于交感神经系统长期处于激活状态会导致多种身体失衡，加剧炎症。为了帮奥斯汀缓解压力，我采用了镇定策略平复其交感神经系统。奥斯汀掌握了在必要时使自己冷静下来的技巧，这对消除炎症大有裨益。

那么结果如何？

在上述多方措施的共同作用下，奇迹出现了，奥斯汀的疼痛完全消失！他就像手握一根魔法棒，对着各种症状轻轻一挥，一切瞬间恢复正常。过去那个饱受腹胀、疲劳等症状困扰的奥斯汀不见了，一个焕然一新的"升级版"奥斯汀就此诞生。他感到自己的头脑更有灵感、思想更加积极、工作更有成就感。或许是受到重获新生的鼓舞，奥斯汀甚至在治疗期间辞去了工作，开始追寻创业梦想。没有了疼痛的羁绊，他的生活变得更加充实。

如果您正在忍受关节疼痛的折磨，请继续阅读，获得与生活方式和饮食相关的详细建议。

● 类风湿关节炎

类风湿关节炎（RA）是一种自身免疫性疾病。自身免疫是指人体的健康组织受到自身免疫系统攻击，从而导致疼痛等问题。在正常情况下，身体各大系统会协同工作，但在发生自身免疫之后，免疫系统会将健康组织误认为是"敌人"而加以攻击，并引发一系列后果。免疫攻击会导致健康组织受损，具体到关节，则表现为长期僵硬和疼痛，还可能伴有肿胀。

类风湿关节炎可能影响人体的不同部位，包括关节、皮肤、肺部、眼睛等。和许多其他自身免疫性疾病一样，类风湿关节炎也可能伴有疲劳或持续的倦怠感，这是能量耗尽的征兆，因为身体需要一边努力制止"内部混战"，一边维持正常功能。由于自身组织不断受到攻击——就像一场永无止境的战争，出现自身免疫性疾病或疼痛症状的人会陆续出现新的症状。这是因为身体缺乏能量，无法维持正常功能，包括消化食物、平衡激素、保持良好的睡眠等。久而久之，免疫系统对关节周围组织的持续攻击最终可能导致骨骼变形甚至功能丧失。传统医学认为类风湿关节炎是一种慢性疾病，或者是一种"不治之症"。

QUICK CHECKLIST
速查清单

类风湿关节炎的判断依据包括：

☐ 关节僵硬，常见于早上或长时间不活动之后；

☐ 关节酸疼或肿胀；

☐ 关节发热，或触摸时有热辣感；

☐ 关节处发红；

☐ 感觉困倦或疲劳。

《炎症杂志》（*Journal of Inflammation*）曾刊文称："服用阿司匹林等非甾体抗炎药（NSAID）一度是类风湿关节炎的标准疗法。"[2]传统医学认为，炎症是造成疼痛、僵硬以及骨关节功能最终退化的元凶。诚然，抗炎药的确能减轻炎症，但如果不能消除炎症的根源，您将无法真正恢复健康，永远困在各种症状和异常检查结果中。这与前文"冰箱漏水"的例子如出一辙。所以，与其通过药物掩盖症状，不如直接探究炎症产生的根源，您的炎症从何而来？您的身体为什么会因能量不足而无法自愈？您的身体、思想和生活发生了哪些变化，导致健康走下坡路？疼痛也许的确有治愈之法，但为了将"也许"变为"现实"，您必须首先确定自己为什么会炎症缠身。如果医生对此束手无策，您必须亲自上阵，因为没有谁比您更关心自己能否重获健康。想必您此前采取的各种自救方法并未奏效，所以我们有必要继续深入挖掘。现在问题来了，您的炎症触发因素可能是什么？

最近，我收治了一位名叫珍宁的女患者。珍宁求医的核心诉求可以用一句话概括：尽管已是76岁高龄，但她却不愿意接受自己"变老"的事实。她希望自己能一如既往地锻炼身体，能时常看望儿子儿媳，与他们一起划船，能经常徒步旅行或骑行，能轻松自如地照料自家的花园。但珍宁患有类风湿关节炎，还出现了胰岛素敏感性降低、失眠、头晕和焦虑症状。疼痛和睡眠问题迫使她长期依赖各种药物。类风湿关节炎是一种自身免疫性疾病，许多医生告诉患者，这是一种无法治愈的疾病。所以，类风湿关节炎将成为患者一生的梦魇。

珍宁迫切希望过上正常的生活，因为剧烈的关节疼痛耗尽了她全部的精力，使她无法继续参加自己喜欢的活动，所以我决定帮她夺回对生活的控制权。通过进一步了解我发现，在过去的18年里，珍宁曾长期依赖大量的助眠药物，并且尝试过无数节食法，常常纠结于食物的加加减减，以摆脱症状的困扰。热爱运动、注意饮食……珍宁似乎过着"健康"的生活，但她却每天都在痛苦和沮丧中煎熬。更糟糕的是，原本用来缓解症状的药物也开始失效，她逐渐失去了所有希望。

在采取我的治疗方案后，珍宁的病情获得了突破性改善。她不但能快速入睡，而且无须依赖药物也能整晚安眠，类风湿关节炎的用药剂量也大幅减少。随着健康状况的好转，珍宁甚至和儿子儿媳共同完成了铁人三项运动，并且在活动后关节没有出现丝毫疼痛和肿胀，也不再需要服用药物。由于没有了关节炎的拖累（事实上，她的关节炎已经治愈），珍宁感受到了久违的年轻活力！

我希望这样的奇迹同样发生在您身上！

● 骨关节炎

软骨可在骨骼之间起到缓冲作用，但随着时间的推移，软骨会逐渐出现磨损并引发骨关节炎。传统医学认为，这种软骨损伤要么是过度使用造成的机械磨损和撕裂，要么是关节创伤的结果。所以，如果您曾经是一名运动员，并且因频繁使用某些关节而导致其"磨损和撕裂"，那么根据传统医学的观点，骨关节炎的发作将不可避免。显然，各种关节损伤也是风险因素之一。如果关节之间缺少软骨的缓冲作用，骨骼就会因磨损而疼痛和肿胀……这正是骨关节炎患者感到疼痛的原因！骨关节炎最容易发病的部位包括腕关节、膝关节、髋关节和脊柱。

骨关节炎的症状与类风湿关节炎极其相似，如肿胀、僵硬、受影响的关节灵活性总体丧失、触痛。医生一般通过血液检测或关节积液分析（使用针头抽取受影响关节处的液体）来诊断骨关节炎，同时排除其他疾病，如类风湿关节炎。

QUICK CHECKLIST
速查清单

骨关节炎的判断依据包括：

☐ 关节肿胀，并有随时间加重的趋势。骨关节
　炎是长期磨损和撕裂所致，这是疼痛等症状
　逐渐加重的原因；

☐ 关节僵硬，或者关节灵活性总体丧失；

☐ 关节触痛。

骨关节炎一度被认为是非炎性疾病，不同于类风湿关节炎，后者是一种炎性退行性关节病。但如今人们发现，炎症确实对骨关节炎的发展产生了一定的影响。

《关节炎与风湿病学》（*Arthritis & Rheumatology*）杂志刊登的一项研究发现，骨关节炎患者的血液和滑膜（关节）液中的炎性血浆蛋白水平升高。[3]简而言之，骨关节炎患者体内存在炎症。但炎症并不像我们想象的那样——仅仅是软骨磨损和撕裂的结果。

事实上，炎症在骨关节炎发作之前就已经出现了。根据美国风湿病学会（American College of Rheumatology）对骨关节炎的分类标准，关节处必须有"骨质增大"或"骨刺形成"，才能被诊断为骨关节炎。[4]这表明医学界将炎症和不规则骨形成作为骨关节炎的诊断依据。换言之，只有当损伤十分严重后，医生才会采取某种治疗方案。然而这种诊断和治疗标准已经大大落后于病情的发展。如果

能在不规则骨形成或发展之前发现炎症迹象，我们只需消除患者的炎症，便能将这种"疾病"扼杀于萌芽状态，从而达到防患于未然的目的！这样就可以为患者节省巨额的医疗开支，帮无数人摆脱疾病的折磨。但现实与理想的反差总是令人沮丧。

该研究还指出，这种慢性炎症可导致所有退行性关节疾病。炎症最初可能的确是关节创伤所致，但随着急性炎症转化为慢性炎症，局部组织"损伤—炎症—修复—损伤"的恶性循环就会周而复始地出现。久而久之，在慢性炎症的刺激下，骨关节炎最终形成。这一后果本来可以避免，但它却一次又一次发生在患者身上。您之所以读本书，或许类似情况也发生在了您身上。但我们应始终心怀希望，因为您仍然有康复的机会！

虽然骨关节炎并非自身免疫性疾病，但在实践过程中，我会对骨关节炎和类风湿关节炎采取相同的治疗方法……即以不变应万变，无论是疼痛、"不治之症"，还是其他类型的病症！我会关注患者生活中的应激源，评估他们的毒素总负荷，并据此决定从何处入手，以减轻或消除其体内的应激源。传统医生可能就疼痛问题做出五花八门的诊断，但我们其实可以通过做出一些微小的改变来促进身体修复，从而缓解各种疼痛。

● **肠道菌群与关节炎症**

现在我们接着讨论肠道问题。评估炎症应遵循全面深入的原则，因为人体内不同系统之间的联系远比我们想象的复杂，这也是本书致力于恢复肠道健康的原因！有研究发现，肠道会导致关节炎症，造成隐痛和肿胀。

　　具体来说，肠道菌群组成的变化与关节炎症有关。肠道菌群是指生活在人肠道内的微生物，可以分为好坏两种。如果检测结果表明，肠道问题是导致患者（如奥斯汀）出现关节炎症的原因之一，我会重点清除患者肠道内的有害菌，同时促进有益菌的生长。肠道菌群组成的变化不仅与饮食有关，还受抗生素的影响。

　　研究人员发现，50%的关节炎患者伴有极轻微的肠道炎症，而且两者之间存在关联，这表明肠道炎症对关节炎的发病具有一定的影响。[5]换言之，如果肠道出现问题并因此发炎，人体可能更容易出现肌肉与关节疼痛。

　　研究表明，肠道菌群变化或微生态失衡（菌群失调）会引发各种肠病性关节炎。这些"坏菌"可导致关节炎症肆虐，滑膜关节更是首当其冲。滑膜关节是骨连结的主要形式，具有很大的活动性，包括球窝关节（如肩关节）、滑车关节（又称屈戌关节，如膝关节）、枢轴关节（如寰枢关节）、滑动关节（如腕关节）和鞍状关节（如第1掌指关节）。

　　当肠道健康不良时，肠道以外的身体部位的功能也会受到严重影响。研究显示，肠道菌群的组成与炎性疾病之间确实存在紧密的联系。所以，在治疗关节炎症或肌肉疼痛时，肠道健康是我们应该考虑的重要因素。但这绝对不是最终答案，我们应该继续追问，为什么肠道菌群会失调？是什么导致了肠道菌群失调？然后对导致肠道菌群失调的应激源或因素进行深入调查。可能正是由于这种打破砂锅问到底的精神，我的患者和同事送给我一个"健康侦探"的称号。我认为，只有深入挖掘才能最大限度地消除患者生活中的应激源，优化其体内的生化过程。

如果您出现了肠道菌群失调引发的炎症，请继续阅读，以获得更详细的帮助信息。

肌肉炎症

肌肉炎症可导致长期酸痛、隐痛或肌肉紧绷感，症状与慢性疼痛类似，而且令人无法摆脱。肌肉炎症似乎与其他因素没有直接联系，只会单纯地引发持续、难治的隐痛。

QUICK CHECKLIST
速查清单

肌肉炎症的判断依据包括：

☐ 感到肌肉酸痛、隐痛、僵硬；

☐ 锻炼之后感到浑身酸痛，需要休养数日才能恢复；

☐ 活动一整天或长时间步行之后感到症状加剧。

● **纤维肌痛综合征**

纤维肌痛综合征是一种可引发肌肉和骨骼疼痛的慢性疼痛性风湿病，机制与成因尚不明确，但极有可能与免疫紊乱有关，通常与慢性疼痛综合征同时出现。纤维肌痛综合征还会导致疲劳、身体大面积触痛和认知障碍。纤维肌痛综合征之所以会造成可持续数月的钝痛，是因为大脑神经误读了正常的疼痛信号。对于纤维肌痛综合征患者来说，即使只轻轻按压身体的某个部位，他们也会感到疼痛。事实上，医生可通过按压身体的18处（9对）触发点[①]进行诊断。如果18处触发点中有11处出现了疼痛，即可基本确诊纤维肌痛综合征。[6]

QUICK CHECKLIST
速查清单

纤维肌痛综合征的判断依据包括：

☐ 精神疲劳且伴有扰乱认知功能的严重脑雾；

☐ 全身疼痛，类似"触痛"，而非锐痛，尤以肌肉处最为剧烈；

☐ 疼痛导致睡眠质量不佳、记忆力减退、情绪易怒。

[①] 编者注：9对触发点为：①颈部肌肉在枕骨的附着处（双侧，下同）②斜方肌中部的上缘；③肩胛骨上内缘肌肉附着处；④第5、6颈椎横突间隙前面；⑤第2肋间隙，胸骨缘外侧大约3厘米处；⑥肱骨外上髁肌肉附着处；⑦臀部肌肉外上部；⑧股骨大转子紧后方肌肉附着处；⑨肌关节线近端内侧指垫。同时将两眉之间以及前臂掌侧中部作为阴性对照压痛点。

纤维肌痛综合征可引发一系列问题或症状，如眼睛干涩、抑郁、焦虑、类似肠易激综合征（IBS）的症状、睡眠障碍、肌肉痉挛、膀胱问题等。纤维肌痛综合征还可导致一种俗称"纤维雾"的症状，别称纤维肌痛"脑雾"，表现为全身性的疲惫和思维混乱。所以，纤维肌痛综合征可能引发记忆问题。

● 慢性疼痛综合征

慢性疼痛综合征同样以持续的慢性疼痛为主要特征，包括腰背部疼痛、关节痛、肌肉痛、头痛，以及偶发性剧烈疼痛。慢性疼痛综合征的发展一般有明确的趋势可循，它通常始于急性损伤或疾病，随后导致3~6个月甚至更久的慢性疼痛，并可能伴有疲劳、睡眠问题和情绪变化（如抑郁和易怒情绪）。但您可能不禁产生疑问，为什么相当多的人在生活中遭遇急性损伤或疾病后并未出现慢性疼痛？事实上，损伤和疾病并不一定引发慢性疼痛综合征，何况人体拥有再生能力！那么，这种差异是什么因素造成的呢？为什么有些人会受到长期疼痛等症状的困扰？这其实归因为内外健康状况、思维方式和生活方式的差异。一般而言，遭受持久性疼痛的患者往往存在其他炎症应激源，这使他们更容易出现慢性疼痛。如果我们能消除这些应激源，激活患者体内的生化过程、增强患者的免疫力，就能极大地缓解慢性疼痛！

QUICK CHECKLIST
速查清单

慢性疼痛综合征的判断依据包括：

☐ 疼痛持续数周、数月甚至数年；

☐ 疼痛类似"灼烧"、麻刺感或针刺感；

☐ 疼痛被判定为关节或肌肉疼痛，也可能表现
　 为腰背部疼痛或持续头痛；

☐ 疼痛造成失眠、入睡困难、疲劳难消、抑郁
　 和焦虑。

　　您或许备受某种疾病或症状的困扰，它给您的生活质量和身心健康带来了挑战，使您时刻处于疼痛或疲劳之中。但这些疾病并非无药可治，"无法治愈""慢性疾病""终生患病"等断言或诊断结论未必是您的最终结局。您愿意与我共同努力，改变自己的"死刑判决"吗？您的下一步该迈向何处取决于自己，而且您的身体拥有自愈能力。我将助您一臂之力，为您铺平康复之路！

　　如欲详细了解个性化营养与生活方式建议，请继续阅读。

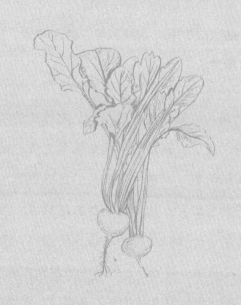

第四章

激素与甲状腺炎症

我过去经常畏寒怕冷。还记得那是一个炎热的夏天，其他人都穿着吊带衫和短裤享受清凉，唯独我穿着宽大的外套和厚厚的袜子。由于我母亲曾经在癌症治疗中心做过康复治疗，所以她对功能医学有所了解，因此怀疑我出现了甲状腺功能减退，因为我经常打寒战。

在我十几岁时，由于怀疑我出现了甲状腺功能减退或激素水平异常，母亲曾多次带我求医问药，但所有化验结果都一致地显示"正常"。换言之，在传统医学看来我并不存在问题。现在回想起来，我仍然不敢相信，那些医生竟然仅凭我的各项检测结果旁没有被标注加粗的H（升高）或L（降低）而直接忽略我的病情。尽管我经常感到寒冷和疲倦，但他们从不深入调查导致这一切的根源。更令人担忧的是，我甚至从未来过月经！直到18岁那年，我最终妥协，开始服用避孕药，月经才初次来潮。多年来医生一直建议我持续服用避孕药，企图通过药物诱导月经。我明明被各种症状折磨到几近崩溃，但检测却并未发现任何疾病的蛛丝马迹，这也成了医生不作为的借口……而放任病情发展的结果是，我的身体在我24岁那年再也支撑不住了。即便我已经深感不适，医生仍然束手无策。他们毫无例外地重复着一句话"我们对此无能为力"，或者"喏，吃这些药吧……终生服药是你唯一的选择。"

传统医学往往检测不出身体内部失衡，直到情况恶化，以致身体全面崩溃并因此引发某些疾病，包括癌症。甲状腺激素失衡可导致桥本甲状腺炎（比如我）、糖尿病前期和多囊卵巢综合征。如果检测数据正常，患者的求助往往被忽略，直到病情严重到能通过检测结果直观诊断，医生才会开药，但这些药物只能用来"修复"检测指标。对于癌症，医生可能会直接定位并切除；如果是心脏病，他们可能会在心脏上"打个补丁"。我们必须改变这一现状。

甲状腺与激素

先来介绍一下我们的内分泌系统。人体内存在多种激素，它们需要协同工作，才能确保身体正常运转。例如，某些腺体负责褪黑素的分泌，褪黑素控制着人的夜间睡眠；某些激素调控着我们应对压力的能力（无论是野外露营时被森林中突然窜出的黑熊激发出真正的"战或逃"反应，还是工作压力）；某些激素调节着生育能力和月经周期；还有一些激素维持着血糖平稳，避免人因为没有及时进食而昏倒。体内类似受激素调节的活动不计其数！所以，激素在保持人体健康方面发挥着不可替代的作用。

甲状腺是位于喉头和气管旁的一个蝴蝶形腺体，也是内分泌系统的一个重要组成部分。甲状腺负责分泌能使身体保持"内稳状态"的激素。"内稳状态"实质上是指体内系统运转的平衡状态，即细胞发挥正常功能，一切工作按部就班地进行。甲状腺激素调节着体温（我之所以在夏天也穿着厚袜子，正是甲状腺功能减退所致）、皮肤水分、能量水平、情绪、大脑发育、消化等人体的重要活动过程！此外，其他有助于保持"内稳状态"的激素的分泌同样离不开甲状腺的参与，否则人体就会出现一系列令人崩溃的症状，比如我过去遭受的闭经、腹胀等。

根据我的观察，激素失衡等甲状腺问题最常见的表现包括痛经、月经不调、抑郁、焦虑、体重增加、头发稀疏或脱落、频繁感冒和腹胀。如果您有以上任何表现，或者被医生诊断为（或怀疑自己有）激素失衡、不孕症、甲状腺功能减退、甲状腺功能亢进，以及其他与激素或甲状腺相关的病症，本章内容值得一读。

QUICK CHECKLIST
速查清单

如有以下情形，说明您可能存在激素失衡或甲状腺炎症：

☐ 总是感到寒冷，甚至在盛夏感到寒冷刺骨；

☐ 体重增加，无法减肥；即便成功减肥，体重也会很快反弹；减肥需要几个月，但反弹只需一两天；

☐ 非必要部位长毛发，比如女性的下巴；

☐ 感到焦虑或抑郁，症状严重到影响正常生活；对自己感到厌恶，不愿外出见人，宁愿待在家里；

☐ 由于腹胀或便秘，身材始终看起来像怀了几个月身孕；

☐ 月经不调，甚至完全停经；在月经来潮前后出现各种疼痛或令人沮丧的症状；抑或月经完全随机，每个月都不固定；

☐ 无法受孕，或者怀疑自己不孕；

☐ 嗜吃糖等碳水化合物，总是感到饥饿难耐，只有糖等碳水化合物才能满足自己；

☐ 皮肤干燥或油腻；

☐ 感到疲惫不堪，下班回家后甚至坐在沙发上就能沉沉睡去，直到第二天清晨才醒来；

☐ 脑雾严重，感觉思维"不在线"，反应不如过去"敏锐"，大脑混沌。

甲状腺激素分泌不足或甲状腺功能减退

甲状腺出现炎症，非常容易导致甲状腺激素分泌不足或甲状腺功能减退。甲状腺激素分泌不足是指甲状腺无法分泌足量的激素来维持身体的正常运转，并因此导致畏寒怕冷、体重增加、抑郁、疲劳等症状。随着时间的推移，甲状腺功能减退可引发一系列严重的疾病，如不孕症、心脏病、肥胖症、关节痛等。确切地说，甲状腺功能减退是指甲状腺无法分泌两种重要的激素，即三碘甲状腺原氨酸（T3）和甲状腺素（T4）。T3影响着体温、心率和新陈代谢；T4对消化功能、心脏功能、骨质保持、肌肉和大脑发育起着重要作用。

任意一种甲状腺功能指标低下都可能是甲状腺功能减退的标志，所以在做甲状腺指标检测时，建议您要求医生至少对您的T3、T4、促甲状腺激素（TSH）和甲状腺抗体水平同时进行检测。许多医生只检查TSH一项，但该指标并不能全面反映甲状腺健康状况，因为有时化验结果显示患者的TSH指标完全"正常"，但T3或T4水平却很低。

QUICK CHECKLIST
速查清单

如有以下情形，说明您可能存在甲状腺功能减退：

☐ 经常感到寒冷（比如一年四季穿着厚袜子）；

☐ 身心怠惰，疲惫异常，且无法通过休息缓解；

☐ 情绪抑郁，只想独处，经常感觉悲伤，与过去的自己判若两人；

☐ 体重"莫名其妙"地显著增加，伴随着心情低落；或者过去能轻松减肥，如今却减肥困难；即使减肥成功，也很难保持成果；

☐ 饮食习惯逐渐失控，不知饥饱，饮食无度；

☐ 随着时间的推移，月经周期开始愈发不规

律，甚至月经暂停，有些人的闭经时间可长
达数月乃至数年。

桥本甲状腺炎

桥本甲状腺炎是一种容易被漏诊的甲状腺疾病。作为一种自身
免疫性疾病，桥本甲状腺炎患者的免疫系统会攻击自身甲状腺。受
到攻击之后，甲状腺功能减退，无法分泌足量的激素来满足自身需
要。压力是桥本甲状腺炎的致病因素之一。此处的"压力"并非单
指精神压力，包括一切向身体及其内部生化过程施加压力的因素，
如饮食方式、环境毒素、久坐不动的生活方式等。

甲状腺肿大是桥本甲状腺炎的表现之一，但有些患者的甲状
腺并不会肿大。如果用手触摸，桥本甲状腺炎患者的甲状腺往往会
有酸痛感，并且从颈部前方能观察到明显的肿胀。桥本甲状腺炎可
导致不孕症、月经不调、妊娠并发症，以及上文讨论的甲状腺功能
减退症状——腹胀、体重增加、焦虑或抑郁、疲劳、脑雾、头发稀
疏、皮肤干燥等。

如果您怀疑自己患了桥本甲状腺炎，可以进行甲状腺功能全指
标检测（包括甲状腺抗体），以评估您的甲状腺是否受到了自身免
疫系统的攻击。如果甲状腺抗体的检查结果为阳性，医生可能要求
您每天服用药物，从而为身体提供足量的甲状腺激素，确保各项功
能正常运转。但此类药物并不能修复甲状腺功能，只是提供身体所
需的激素。这有时可能适得其反，因为身体认为已获得了足量的甲
状腺激素，从而彻底关闭了本就受损的甲状腺激素分泌"开关"。

诚然，甲状腺激素类药物的确能够在彻底恢复甲状腺功能之前短期改善患者的症状。但药物只是暂时有效，您最终仍然需要找到甲状腺受免疫系统攻击的原因，以及甲状腺功能减退的原因，从而达到停用药物、根除疾病的目的。我们的目标是使"懒惰"的甲状腺再次"勤快"起来，恢复其正常功能，摆脱对药物的依赖。

只有确定并消除桥本甲状腺炎的致病根源，消除炎症，改变体内环境，甲状腺才能重新分泌足量的激素，使您彻底摆脱症状的困扰。

QUICK CHECKLIST
速查清单

如有以下情形，说明您可能存在桥本甲状腺炎：

☐ 喉咙前部（甲状腺所在位置）出现明显的肿胀；

☐ 无论采取什么措施，体重始终只增不减，而且运动量越大，减重目标越高，体重反而增加越多；

☐ 身心倦怠，疲惫不堪，经常感到寒冷（或无法保暖），并因此产生厌烦情绪，感觉身体就像一根"冰棒"；

☐ 皮肤和毛发干燥或粗糙，使用再多的润肤乳也无济于事。例如，晚上全身涂抹椰子油后，皮肤并未像自己想象的那样油光水滑；

即使购买了广受好评的润唇膏，也无法阻止
嘴唇继续干裂；

☐ 淋浴之后发现脱落的头发增多，并因此产生
恐慌情绪，因为自己过去几乎从不脱发；

☐ 长期便秘，并且尝试过各种方法，如泻药、
肠道排毒茶等，但这些方法非但毫无效果，
反而导致腹部痉挛、疼痛甚至腹泻；便秘严
重时，可能连续几天甚至几周不排便；

☐ 即使前一晚睡足8个小时，第二天上班或上
课时仍然昏昏欲睡，只能强打精神，意识模
糊地敲键盘或阅读，但眼皮却不由自主地耷
拉下来。

直到我的甲状腺激素水平严重失衡、各项指标被标注为"危
险"时，医生才最终确诊我患了桥本甲状腺炎。但很显然，在医
生确诊及甲状腺功能检测显示异常之前，我早已深陷甲状腺功能不佳
的泥潭。在采用本书方案治愈桥本甲状腺炎后，此前困扰我的甲状
腺功能减退症状全部消失，我彻底摆脱了对甲状腺药物的依赖。甲
状腺功能减退或桥本甲状腺炎患者应多思多问，自己的甲状腺激素
出现失衡的原因是什么，而不是将其简单地归咎于"遗传"。我的
母亲和外婆的确曾患甲状腺功能减退，但我原本有机会避免患病。
幸运的是，我最终为自己找到了一条康复之路，不必继续忍受病痛
的折磨。所以请您相信，您的甲状腺问题并非无药可救！

甲状腺功能亢进

甲状腺功能减退者的激素水平会降低，而甲状腺功能亢进者的情形则与之完全相反。只有"内稳状态"是身体保持各方面完美平衡、功能正常运转的前提，甲状腺过度活跃同样会引发一系列问题。

与甲状腺分泌不足相反，甲状腺功能亢进者通常精力充沛，而非过度疲劳。但过于充沛的精力同样是一种困扰！甲状腺功能亢进相关的症状包括兴奋导致的战栗或颤抖（类似于饮用过量浓缩咖啡后的感受）、燥热、失眠、排便频率过高、体重减轻、脱发、易怒、食欲增加等。此外，患者还容易出现眼球突出，甚至因眼部组织肿胀而无法闭眼。

与甲状腺功能减退者相似，甲状腺功能亢进者也可能受到月经不调和痛经的困扰，因月经周期通常因甲状腺激素失衡而紊乱。

QUICK CHECKLIST
速查清单

如有以下情形，说明您可能存在甲状腺功能亢进：

☐ 隆冬时节依然感到燥热；

☐ 通常失眠，如果幸运，每晚可以睡四个小时；

☐ 大量出汗，因此不得不频繁使用除臭喷雾；

☐ 无论进食量大小、是否久坐不动，体重都持续减轻，并对此感到恐惧；

☐ 晚上精神亢奋，躺在床上无法入睡，数羊也无济于事；

☐ 脑子里几乎时刻都能"听到"脉搏跳动的声音；

☐ 感到焦虑不安，浑身颤抖，胡思乱想；

☐ 便溏，并因此频繁上厕所。

格雷夫斯病

作为一种自身免疫性疾病，格雷夫斯病患者的免疫系统同样会攻击自身甲状腺，致使甲状腺激素分泌量远多于身体需求量。格雷夫斯病患者体内存在一种甲状腺刺激抗体，它模拟促甲状腺激素（TSH）发挥作用，导致甲状腺不知何时停止分泌激素。设想一下，在暴风雪肆虐的冬季，您从室内走到室外的场景。由于室外温度低于体温，您的身体会瞬间开始不由自主地颤抖。为了使身体恢复平衡，下丘脑会分泌TSH，提醒甲状腺努力工作，以提升体温。在收到激素分泌信号后，人体内的"壁炉"或"加热器"开始工作，身体逐渐温暖起来。

但格雷夫斯病患者之所以感到燥热，并不是下丘脑发送信号的结果，而是免疫系统产生的抗体伪装成了激素，表演了一出狸猫换太子的把戏！在抗体这种"伪激素"的干扰下，甲状腺不知何时停止激素分泌，于是不停地制造出远多于身体需求量的激素。即使下丘脑对甲状腺大声呼喊，告诉它身体快要烧着了，甲状腺仍然无动于衷，因为它认为自己是在履行职责！

使用抗甲状腺药物或部分（或全部）切除甲状腺是传统医学"治愈"格雷夫斯病的常用疗法。尽管如此，免疫系统仍然在源源不断地产生这些"伪激素"抗体，所以这两种疗法只能起到减轻症状的作用，无法根除。因此，消除根源——堵住冰箱的漏水点才是治愈格雷夫斯病的终极手段。

格雷夫斯病和桥本甲状腺炎实际上可以同时发病（您可能同时患这两种疾病，或二者交替出现），因为它们均为自身免疫性疾病。《美国医学杂志》（*American Journal of Medicine*）刊登的一项研究建议，如自身免疫性甲状腺疾病患者出现新症状或非特异性症状，医生有必要对其他自身免疫性疾病进行筛查。该研究发现，格雷夫斯病患者同时出现其他自身免疫性疾病的概率为9.67%，出现桥本甲状腺炎的概率则为14.3%。研究表明，类风湿关节炎是格雷夫斯病最常见的并发症。[1]如果处理不当，往往会产生多米诺骨牌效应。

消除免疫系统攻击甲状腺的应激源是控制自身免疫性疾病的最佳途径。平衡激素水平是身体重新恢复"内稳状态"的基础，而消除应激源是恢复激素平衡的前提。

性激素失衡

除了甲状腺，卵巢是人体内能够分泌激素的另一种腺体。卵巢激素失衡会导致某些性激素分泌量过多或过少，如黄体酮、睾酮、雌激素等。随着我们进入不同的人生阶段，如青春期、妊娠期、哺乳期、围绝经期②和绝经期，性激素出现波动是再正常不过的事情。只有性激素出现严重或长期失衡才会引发问题。

> **QUICK CHECKLIST**
> **速查清单**
>
> 如有以下情形，说明您可能存在性激素失衡：
> ☐ 情绪波动，突然由兴奋到低落，由高兴到悲伤；
> ☐ 感觉心脏跳到了嗓子眼，或者感觉心跳漏了一拍（如同饮用过量浓缩咖啡的感觉）；
> ☐ 易怒，且不分场合、不分对象；
> ☐ 注意力不集中，头脑混沌，感到无所适从，无法专注于重要的事情；
> ☐ 月经不调，"每月那几天"总是多愁善感，为一些小事儿哭天抢地；疼痛严重到无法起床，烦躁不安，极度渴望吃巧克力；或者长期停经。

多囊卵巢综合征

多囊卵巢综合征是激素失衡引发的最常见疾病之一。从青春期到围绝经期，1/10的女性会受到多囊卵巢综合征的困扰。[2]我在20多

---

② 编者注：围绝经期是指女性从接近绝经（出现与绝经相关的内分泌、生物学和临床特征）至绝经一年内的一段时间。

岁时也"光荣"地成为了一名多囊卵巢综合征患者。该疾病可引发的症状包括月经不调、痤疮、头发稀疏、体重增加等。

　　毫无疑问，几乎每一种激素性疾病都能通过药物来缓解。但正如前文所述，治病除根的最佳途径是消除应激源，帮助身体恢复内部平衡。药物通常不能解决根本问题，这也是多囊卵巢综合征反复发作的真正原因。我认为，与其使用药物暂时掩盖症状，不如选择一些实用的工具和策略，从根本上扭转病情，彻底治愈多囊卵巢综合征。

QUICK CHECKLIST
速查清单

如有以下情形，说明您可能存在多囊卵巢综合征：

☐ 月经毫无规律，甚至停经；

☐ 尝试各种手段却难以受孕；

☐ 皮肤油腻，容易患痤疮，使用最好的洁肤乳也无法改善；

☐ 体重迅速增加，但减肥困难（当然"超重"不是判定一个人患多囊卵巢综合征的必要条件。例如，我在被确诊为多囊卵巢综合征之初仍然保持着苗条的身材，直到症状开始恶化）；

☐ 毛发过度生长，而且多出现在非必要部位，从而使自己形象尴尬。

黄体酮水平偏低

黄体酮和雌激素是两种主要的女性激素，月经来潮便受到这两种激素的控制。具体来说，女性会在排卵前分泌雌激素，在排卵后分泌黄体酮。黄体酮水平低下会导致月经不调、焦虑、抑郁、偏头痛、体重增加、情绪波动等症状，并且造成受孕困难。

QUICK CHECKLIST
速查清单

如有以下情形，说明您的黄体酮水平可能偏低：

☐ 受孕困难；

☐ 偏头痛频繁发作；

☐ 除了情绪波动，还容易受到焦虑和抑郁情绪困扰；

☐ 月经不调。

睾酮和雌激素水平偏高

我在实践中发现，睾酮和雌激素水平偏高是另外两种常见的激素失衡。毋庸置疑，女性也能分泌睾酮！睾酮由卵巢分泌，只是女性的睾酮水平低于男性，但它在女性的生殖过程中发挥着不可或缺的作用。如果激素失衡导致睾酮水平升高，可能造成月经周期延长、月经过多甚至毛发过度生长。睾酮水平偏高多见于多囊卵巢综合征患者。

雌激素水平偏高同样会破坏体内平衡。在女性青春期和妊娠期的前几个月，雌激素水平会自然升高。但如果您并未处于这两个阶段，雌激素水平依然升高且居高不下就可能导致一系列顽固症状，如体重增加、失眠、疲劳、脱发、头痛、腹胀等。

想必您已经通过上文总结出了一个规律：无论是哪种激素，无论水平是偏高还是偏低，都会引发各种症状，影响患者的精力和活力。虽然有不少药物宣称能"治疗"激素失衡，但从根源上消除激素失衡的应激源才是恢复身体"内稳状态"的唯一途径。事实上，药物并不会起到真正的治疗作用，它们只是掩盖症状的"创可贴"。身体恢复平衡是我们拥有健康的月经周期和体重、不被各种不适症状困扰、长期保持健康活力的基础！身体知道如何分泌、平衡激素，它的"聪明才智"胜过任何处方药。所以，只有修复内外环境，消除引发炎症的应激源，才能使我们的身体重新焕发活力！

不孕症

毫不夸张地说，不孕不育是激素失衡造成的最严重后果之一。虽然不孕不育是一个涉及两性的话题，但鉴于我的专业领域和实践经验更偏重于女性健康，所以和前文讨论的性激素一样，本节内容仅针对女性不孕。当然，男性不育同样是个不容回避的话题，如果您是一位男性，并且怀疑自己不育，建议您求助功能医学医生，以根据您的个人情况制订针对性治疗方案。但总体而言，本书提供的炎症消除建议适用于所有年龄段和所有性别。如果能将抗炎养生法融入日常生活，所有人都能从中受益！

　　导致女性不孕症的原因很多。激素失衡、压力过大或毒素总负荷过高都可能导致人体内部发生紊乱，从而引发不孕症，这正是我擅长治疗的不孕症类型。当身体处于"战或逃"反应状态时，女性根本没有办法维持正常的生育能力。换言之，人体会在紧急情况下暂停对生殖系统提供支持，以便集中精力应对紧迫问题及其造成的压力。因为身体处于混乱状态必然不是生育下一代的好时机！

　　如上文所述，多囊卵巢综合征也可能引发不孕症。如果卵巢不排卵，受精和怀孕就无从谈起。由于激素失衡，身体难以排卵并为胎儿发育提供所需的稳定环境。

　　对女性的排卵过程有所了解的人都知道，卵子的产生、释放、进入输卵管、与精子相遇并受精是一个极其特殊、极其细致、极其复杂的过程。这个过程的顺利完成需要激素保持在合理水平，需要生殖系统各部分完美协调，最终才能创造生命的奇迹。为了营造最佳受孕条件，女性的身体必须时刻处于理想状态，而任何压力或毒素暴露都可能成为怀孕路上的绊脚石。

　　以我为例，因为根本不排卵，医生曾断言我不能生育，以后更不可能拥有自己的孩子。由于受严重激素问题的影响，我的卵巢无法排卵，更不必说受精、怀孕了。我的身体十分衰弱，而且患有多囊卵巢综合征和桥本甲状腺炎。毒素总负荷过高，血糖同样存在问题。黄体酮水平偏低、雌激素和睾酮水平偏高更是雪上加霜。激素失衡剥夺了我怀孕的机会，由于身体处于混乱状态，不排卵就意味着连体外受精（IVF）也不可能实现。

　　如果相信了传统医学的断言，我可能永远不会成为三个健康孩子的母亲，更不可能体会做母亲的骄傲。神奇的是，在重新恢复身体平衡之后，我很快便自然受孕了——没有通过任何医疗干预。尽管被告知无法生育，但我始终没有放弃希望，通过一些必要的改变恢复了身体平衡。所以，我也希望奇迹降临到您身上。我曾收治过不少受生育问题困扰的患者，在此之前，她们往往已经做过数年的尝试，但也只是徒劳。我会首先帮其消除致敏食物，降低压力和炎症水平，恢复肠道健康，净化家庭环境，改善精神状态，以恢复身体平衡。几个月之后的怀孕喜报是对该方案的最好肯定。患者由不孕向"好孕"的转变堪称人间奇迹，而且我相信这完全可能发生在您的身上。

但我不愿意被人奉为"奇迹创造者"，因为我并没有让人在一夜之间成功受孕的神药。我所倡导的治疗方案并非价格昂贵的体外受精，也不需要给患者注射各种激素。相反，我只专注于恢复患者的身体平衡，使其身体的各项原始功能得到恢复。那些女性只是身体失衡，并非真的不孕——由于压力和炎症的影响，她们的内环境根本不适合怀孕。一旦消除了阻碍怀孕的各种因素，健康自然受孕便是水到渠成之事。所以即便被诊断为不孕症，您也不必气馁，因为您的身体拥有超乎想象的修复能力！而我们唯一要做的，是向它施以援手。

如欲详细了解个性化营养与生活方式建议，请继续阅读。

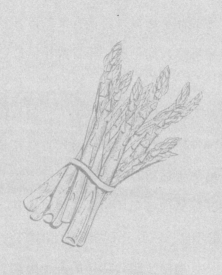

第五章

糖引发的炎症

世界上几乎每个人都有糖引发的炎症（以下简称"糖炎症"），这已经成为一个不容忽视的事实。糖具有促炎性，而且大部分人会在无意之间摄入糖。所以无论您的核心炎症是什么类型，糖炎症都是需要消除的一种炎症，而且糖还是其他类型炎症的触发因素。

本章将对糖展开详细探讨。如今美国人的糖平均摄入量已远远超过日建议摄入量。

随着健康状况的恶化，我的身体不仅会因吃糖而肿胀，哪怕用手碰一下，也会感到酸疼。如果我吃完一整袋巧克力椒盐卷或者一支含糖冰激凌，第二天早上醒来时就会感到每一寸皮肤都肿了起来，发炎部位痛到无法碰触，尤其是脖颈和脸周围，炎症已经蔓延到了全身。诚然，有时我会一次摄入大量糖，而且饮食无度，还经常吃其他"不健康"食物。但如今我不仅可以放心吃糖，而且不再受各种症状的困扰，如肿胀、疼痛、情绪和皮肤问题。我建议您立即戒糖，因为身体最终会对糖炎症进行代偿，所以现在戒糖是为了以后还能有机会继续享用它！

精制糖毫无营养价值可言。根据我的经验，吃糖导致的常见症状包括痤疮、皮疹、焦虑、抑郁、腹胀、肿胀和体重增加。

本章将带您了解糖摄入过量引发的病症，包括高血压、无法控制的食欲、腰围增加、嗜糖成瘾、糖尿病前期、糖尿病等。我知道，"不加糖"三个字在某些时候执行起来是何等困难，尤其是当您准备用最爱的含糖拿铁或期待已久的周末零食款待自己时。但在了解了糖对身体的危害后，我希望您能从新的视角看待问题。这些知识将坚定您减少毒素暴露的决心。您将了解到，过量的糖与毒素无异。

本章也适用于餐后精力不济或者吃完早餐一小时即感到饥饿难忍的人。我会在本章分析人体的代谢过程，所以如果减肥或控制体重是您今年的目标，建议您认真阅读下列内容。

QUICK CHECKLIST
速查清单

如有以下情形，说明您可能存在糖炎症：

☐ 易怒、情绪化；

☐ 精力骤增骤降；

☐ 焦虑、注意力不集中，症状与注意缺陷多动障碍（ADHD）类似；

☐ （成年人）痤疮。

糖在人体内的分解方式

生活中最常见的糖包含葡萄糖与果糖。果糖本身并不具有任何营养价值。许多水果含有丰富的果糖，但人们大多认为水果是健康食品，适量食用天然水果（如苹果）对人体有益，这是因为其中富含的水溶性膳食纤维可减缓水果的分解速度，从而延缓果糖的代谢速度。尽管如此，过量摄入水果，尤其是高糖水果仍然对身体有害，更不用说直接摄入果糖（如喝下一勺高果糖玉米糖浆）了。果糖会被径直输送至肝脏，并由肝脏合成为糖原。糖原相当于人体的"燃料箱"，是身体为应对突发性剧烈活动而储备的能量。

但当燃料箱处于满盈状态时，它便无法容纳更多的燃料。与之类似，当汽车加满油后，油泵会自动跳枪。此时，供应燃料的阀门也将关闭，因为"满"的下一步便是"溢"。如果您继续摄入过量的果糖，肝脏便停止了糖原的合成，多余的果糖无处可去，只能转化为脂肪。

在遵循适量原则的前提下，葡萄糖的确具有一定的营养价值！含有或可以转化为葡萄糖的食物包括鱼肉、畜肉、天然奶酪、牛油果、黄油和天然谷物。人体还可以通过碳水化合物摄取葡萄糖，所以您吃下的每一碗意大利面或每一片面包，都会为您提供葡萄糖。

当人体代谢葡萄糖时，胰腺会收到分泌胰岛素的信号。调节血液中的葡萄糖是胰岛素的职责。在代谢过程中，胰岛素将葡萄糖输送至细胞中。胰岛素同样具有输送果糖的能力，但与葡萄糖不同的是，果糖无法刺激胰腺分泌胰岛素。

我们可以将胰岛素比作旅馆老板，它掌握着所有"房间"（细胞）的钥匙。细胞上的胰岛素受体便是该细胞的"锁"。通过与受体结合，胰岛素可打开通往该细胞的"大门"，从而将葡萄糖或果糖输送并储存于细胞中。

一旦葡萄糖摄入过量，问题便接踵而至。虽然细胞"有心"储存多余的葡萄糖，但如果它们已经处于满盈状态，葡萄糖便只能滞留在血液中，从而造成血糖飙升。"无家可归"的葡萄糖会到处流窜，肆无忌惮地作案。

如果人体是一台机器，它需要适当的燃料才能确保所有系统正常运转。如果我们向其中倾倒大量黏稠的液体（没错，这些液体就是糖），非但无法启动机器，反而会造成系统堵塞。有些齿轮可能因黏连而停止转动，机器的其他部分也可能出现故障，于是这台机器"瘫痪了"。

上述比喻形象地说明了糖对人体的影响！但如果您给机器提供适当的油料，即富含营养物质的高质量天然食物，它就会始终处于最佳运行状态。

胰岛素敏感性降低与胰岛素抵抗

糖失衡会导致细胞产生胰岛素抵抗，或者胰岛素敏感性降低。胰岛素抵抗是指细胞上的胰岛素受体不再与胰岛素结合，所以细胞对其紧闭"大门"，不再接纳胰岛素送来的葡萄糖。就像所有"房间"都换了锁，"旅馆老板"再也无法打开它们。胰岛素抵抗会引起一系列问题：滞留在血液中的葡萄糖会导致血糖飙升。此外，由于缺乏能量来源，细胞的需求无法得到满足，于是身体会对碳水化合物产生强烈渴望。一边是到处流窜作案的大量葡萄糖，一边是陷入饥饿状态的细胞，这种极端情形正是众多问题产生的根源！

一旦检测到血液中仍然存留葡萄糖，胰腺会立即分泌更多的胰岛素，以便通过其血糖调节功能将葡萄糖再次送入细胞。但由于细胞已经产生胰岛素抵抗，胰腺分泌再多的胰岛素也是于事无补。

胰岛素抵抗造成的后果是血液中充斥着多余的葡萄糖和胰岛素。胰岛素水平升高使人更容易增重，而血糖水平升高则会引发高血糖症或高血糖相关的症状，包括疲劳、注意力不集中、头痛等。此外，持续分泌已无法发挥作用的胰岛素，不但会使胰腺陷入过度疲劳状态，还会造成胰腺受损。

QUICK CHECKLIST
速查清单

如有以下情形，说明您可能存在胰岛素抵抗：

☐ 经常感到极度饥饿或口渴，饥饿感甚至在餐后也无法消除，从而导致暴饮暴食或频繁进食；

☐ 尿频；

☐ 手脚有针扎一样的刺痛感；

☐ 严重疲劳和倦怠，大量饮用咖啡依然无法维持一天的精力。

胰岛素敏感性是指细胞对胰岛素的敏感程度，即细胞是否允许胰岛素打开其"大门"。胰岛素敏感性越低，单位胰岛素产生的效果越差，分解糖类的程度越低。也就是说，胰岛素敏感性越高，越有益于健康。抗炎饮食与生活方式（如减轻压力、保持充足睡眠和消除毒素）有助于提高人体的胰岛素敏感性。

代谢综合征

胰岛素抵抗可导致代谢综合征，又称胰岛素抵抗综合征或X综合征。一般代谢综合征患者体内至少存在下列5种风险因素中的3种，这些因素可使人患缺血性心脏病、糖尿病或中风的风险增加：

1.血压高；

2.空腹血糖高；

3.高密度脂蛋白胆固醇[③]低；

4.甘油三脂高；

5.腰围超标（主要表现为脂肪堆积在腰腹部而形成"苹果形"身材，抑或肥胖症）。

除了上述风险因素外，代谢综合征不会造成体重增加以外的其他明显症状。这也是很多人在患代谢综合征之后却一无所知的原因。2018年发布的一份报告显示，约有1/3的美国人患有代谢综合征。[1]代谢综合征实际上并不是指某种具体疾病，而是上述多种代谢风险因素集结的状态。这些风险因素会引发严重的后果，如缺血性

[③]编者注：高密度脂蛋白（HDL）胆固醇是一种有益的胆固醇，高水平有益胆固醇有助于减轻中风和心脏病的发病风险。

心脏病、糖尿病、中风等。如今，代谢综合征已然成为一种危害大众的"新常态"病症。随着高糖、高劣质胆固醇食物逐渐占领家庭餐桌、餐厅和食品厂，代谢综合征将造成日益严重的影响。

QUICK CHECKLIST
速查清单

如有以下情形，说明您可能存在代谢综合征：

☐ 腰围逐渐增加，虽然这种表述十分含糊，但它却是代谢综合征唯一值得注意的"症状"；

☐ 代谢综合征的其他潜在症状包括视力模糊、饥饿、口渴加剧、疲劳等。

　　如果您经常阅读食品的营养成分表，可能会注意到：蛋白质、胆固醇、脂肪、钠等主要营养成分的信息一般用食品日摄入量百分比表示，但糖却是个例外，它所提供的热量被归入碳水化合物总摄入量百分比中。

　　这会导致消费者对自己已经摄入的糖没有正确的认识，误导消费者摄入远远超出其身体需求的糖。那些以"零脂肪"为卖点的零食看似无害，但它们的含糖量往往大大超出了人体的日建议摄入量。事实上，即使是标签上带有"健康""有机""天然""无麸质"或"纯素食"等字样的零食，其含糖量也有可能比日建议摄入量多得多！对于糖，我们应始终遵循越少越好的原则。只需稍加留意就会发现，糖其实像一个无声无息的杀手，肆无忌惮地破坏着我们的身体功能，使我们的血糖水平飙升，带来各种健康问题。

此外，"无糖"产品并不等于有益健康，有些甚至比含糖产品的危害更大！例如，某些产品可能的确无糖，但却充满了身体无法识别的各种化学毒素。这些毒素会引发众多可怕的症状。我知道这是一个令人沮丧的事实。您可能感到更加迷茫，究竟什么是健康食品？为什么那些所谓的"健康"食品非但毫无健康可言，反而会引发疼痛等不适症状，并最终导致疾病甚至癌症？

我的建议是，从现在开始，不再轻易相信食品或超市货架上的"健康"标签。许多所谓的"健康食品"不过是一个个庞大的营销计划包装的产物。所以，我们只有在购买食品时擦亮眼睛，才能判断这些食品是否真的有益于健康。久而久之，您会练就一双火眼金睛，能轻易识别那些被贴上"健康"标签的食品是货真价实的健康食品，还是生产商为引诱消费者而制造的噱头。

相关统计数据显示，58%的美国人糖摄入量超过了饮食指南的上限[①]。[2]但糖摄入过量并不是您单方面的问题，因为食品工业通过标签和广告故意误导消费者，使我们从一出生就开始摄入过量的糖。

如果您仔细分析现在的婴儿食品，就会发现"糖"是其主要成分之一！这是一个令人极其不安的事实。为什么婴儿需要摄入如此多的糖？此外，婴儿饼干等辅食中通常也含有大量的添加糖浆或其他糖。为什么几乎每种沙拉酱、麦片、冷冻食品都含添加糖？我们难道吃不上一口天然食物？事实上，我们一开始便被剥夺了食用天

[①]编者注：截至2019年，国家卫健委表示中国居民盐、油、糖摄入量超标。世界卫生组织鼓励人均每日添加糖的摄入量控制到5%以下，或者不超过25克，但目前我国人均每日添加糖的摄入量约为30克。

然食物的机会。

渴望吃糖并不是您的错，因为糖具有成瘾性。每当您捧着甜食大快朵颐时，大脑都会通过分泌多巴胺（一种能使人感到愉悦的神经递质）暗中鼓励您的摄糖行为。随着"糖瘾"的再次发作，您会翻箱倒柜地寻找咖啡、糖等，或者试图通过小睡来恢复精力，这些都是身体渴望摄入更多糖的表现。您满足了身体的渴望，但"机器的齿轮"开始因黏连而逐渐运行困难。然而身体似乎对此视而不见，仍然鼓励您继续摄入糖……久而久之，您会因糖摄入过量而头晕目眩，各种身体机能也相继失常。您的身体已经习惯了血液中的高血糖，停止摄入糖会导致血糖水平骤然下降，这就是血糖"过山车"。而吃糖是使血糖恢复的最快方法，也是最令人愉悦的方法。毫无疑问，这会形成一种恶性循环，想必您也有过类似的经历……如果第一天摄入了大量的糖，您的摄糖渴望会在第二天更加强烈！人类原本不需要摄入大量的糖，然而一旦身体产生强烈的渴望，您最终只能选择屈从。这正中了食品生产商的下怀，因为这意味着您会继续购买它们的含糖食品。您的"糖瘾"给自身健康带来了巨大危害，但对食品生产商而言却大有好处。为了打破这个恶性循环，您必须忍痛割爱。我在书中为您提供了含糖食品（包括葡萄酒）的最佳替代品。有志者事竟成，相信您一定能实现目标！

糖尿病前期与2型糖尿病

随着时间的推移，血糖高会导致各种危险的病症，如糖尿病前期。糖尿病前期是指血糖高于正常值，但尚未达到公认标准中2型糖尿病的诊断水平。尽管病情尚未恶化，但与真正的糖尿病一样，糖尿病前期也可能产生严重的危害。检测结果未诊断为糖尿病并不意味着您的身体"机器"中不存在需要解决的问题。如果问题的确存在，说明糖尿病前期正在为您敲响警钟。

美国疾病预防与控制中心的统计数据显示，80%的美国人患有糖尿病前期，但他们对此却一无所知！[3]2019年，国际糖尿病基金会（International Diabetes Foundation）发布了第9版报告，指出每2名成人糖尿病患者中就有1人被漏诊。[4]

2型糖尿病的发病是身体对胰岛素的反应出现异常并引发胰岛素抵抗所致。久而久之，由于胰腺无法分泌更多的胰岛素，人体会因缺乏胰岛素而无法处理血液中高含量的葡萄糖，从而导致一系列糖尿病症状。

QUICK CHECKLIST
速查清单

如有以下情形，说明您可能存在糖尿病前期或2型糖尿病：

☐ 大量进食或饮水，仍然感到极度饥饿或口渴；

☐ 极度疲劳，且无法通过睡眠缓解；

☐ 频繁小便；

☐ 体重逐渐增加，原本合身的裤子开始发紧。

如何消除糖炎症

如果您怀疑自己有糖炎症或者被诊断为上述任何一种病症，重拾健康的最佳途径是改变生活方式，消除应激源（就本章主题而言，过量的糖摄入是应激源之一）。糖炎症带来的最大风险包括睡眠不足和高血压，随着时间的推移，这些因素会引发严重的疾病。为了对得起"健康侦探"的美名，我同样为本章设置了问题：导致睡眠不足和高血压的原因是什么？答案是压力。如果我们能减轻压力，确保充足的健康睡眠时间并降低血压，就能降低患糖尿病前期和胰岛素抵抗的风险。此外，积极的生活方式有助于减轻压力，改善总体感受。虽然积极向上并不意味着您要成为一名全能运动员或马拉松运动员，但久坐不动的生活方式的确不可取。户外散步、游泳、陪孩子一起玩耍等活动均有助于减轻压力，消除应激源。总之，只要以一种更加积极的态度面对生活，您就走在了健康之路上！散步是一个良好的开端。例如，去超市购物时故意将车停在最远的车位上，为自己多走几步创造机会。

如欲获得消除糖炎症的详细建议，请继续阅读。

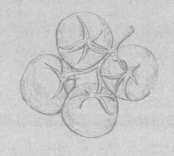

第六章

心理压力引发的炎症

丽莎是我收治的一名患者。她是两个孩子的母亲，并且有一位从事医学工作的丈夫。由于患有严重的焦虑症，她经常因情绪紧张和心悸而无法安枕，也无法安心做事。她不知道这种紧张情绪缘起何处，为了减轻压力，她曾尝试过各种方法，但似乎都收效甚微。焦虑持续困扰着她的生活。

根据世界卫生组织的统计结果，全球有1/3的人患有焦虑症。[1]正如前文所述，炎症是人体对外部应激源做出的反应，压力也是应激源之一。研究发现，慢性应激（压力）会导致神经炎症，它可以激活大脑中固有的免疫细胞——小胶质细胞，从而产生炎症细胞因子。炎症会导致易怒、抑郁和情绪异常波动，这些症状又会反过来加重心理压力，形成恶性循环。

QUICK CHECKLIST
速查清单

如有以下情形，说明您可能存在心理压力：

☐ 感到焦虑、抑郁、易怒、担忧、莫名的恐惧等。

当我们出现精神障碍时，应采用抗炎饮食和生活方案。当人体出现炎症且正常的生理过程受到干扰时，大脑合成神经递质的能力就会受到阻碍，而神经递质关系着人体的情绪能否保持稳定状态。大脑神经递质的合成能力受损可导致抑郁症、焦虑障碍、易怒和压力。鉴于这些不可或缺的大脑神经递质是在肠道中合成的，所以肠道健康是大脑健康和情绪稳定的前提。

焦虑与抑郁由炎症诱发，而心理压力是炎症的重要应激源，所以，控制心理压力势在必行。我们生活在一个压力与日俱增的世界，必须在工作中保持"最佳状态"，必须不断超越自我，必须无休止地延长自己的工作时间，这些都是套在我们身上的沉重枷锁。我们起得比公鸡还早，然后不知疲倦地工作一整天，直到夜深人静才能上床睡觉。

除了满满当当的日程安排，生活中我们还会遇到各种情境压力，例如工作差错造成的压力、家庭事务产生的压力、生活变化导致的压力、搬家或改变生活环境导致的压力……假期似乎是人人企盼的"好事"，但它有时候也会成为压力的来源，因为兴奋可能会被身体误认为是一种压力，尤其是当它耗费大量精力时。例如，您正在计划几周后去欧洲旅行，为此激动得躺在床上睡不着觉，并且开始盘算该为这次旅行做哪些准备，例如提前购买火车票、租车、预定酒店等，以免到时候手忙脚乱。逐渐地，一想到这趟漫长的旅途，您便不禁开始焦虑。

"我是不是没带袜子？这趟旅行需要袜子吗？那双放不下的鞋能塞进随身行李中吗？手头的充电器在欧洲能用吗？如果我遇到……该怎么办？"总之，各种担忧涌上心头。

慢性压力同样值得关注，它是一种持续而隐秘的担忧或不堪重负感。虽然您可能察觉不到，但慢性压力是炎症的一大诱因。如果长期处于慢性压力之下，身体会最终失衡并产生炎症。慢性压力能引发更大的压力，甚至焦虑、抑郁症状。虽然心理压力是本章的重点，但来自环境和饮食的压力同样会对您的身体造成严重损伤。

神经递质

我们首先需要了解情绪的调节机制。大脑中的神经细胞能产生并释放一种被称为"神经递质"的化学信使，它在人体内的作用就像现实世界中的快递员。听说大脑有信要送？快召唤神经递质，它们是人体内的快递员！神经递质的"邮路"遍布整个神经网络，当大脑有信息需要发送时，它们就会被激活。类似于快递员送信的模式，神经递质会将其携带的信息投递给不同的细胞，通知它们执行不同的任务，从而影响消化、心跳、睡眠、进食，以及情绪（本章的主题）。

迄今为止，科学家已经在人体内发现了一百多种神经递质，这些神经递质可分为以下三种。第一种是兴奋性神经递质。顾名思义，它们会刺激或鼓励细胞采取行动。第二种是抑制性神经递质，能抑制或阻止细胞采取行动。第三种是调节性神经递质，能同时向多个神经元发送信息，并且能与其他神经递质进行交流。

有些神经递质已经为大众所熟知。例如，多巴胺是一种"令人愉悦"的神经递质。当我们进行放松身心的活动（我喜欢一个人做SPA，我认为它具有超级放松的功效）或者吃到盼望许久的美味食物（如草莓蘸有机黑巧克力酱）时，身体就会分泌多巴胺。

内啡肽能将精神活力和愉悦感传遍全身。这也是我们进行一场酣畅淋漓的运动之后感到"兴奋"的原因，因为运动会促使身体分泌内啡肽。参加过长跑的人应该对恢复体能后的旺盛精力和良好感觉很熟悉。此外，内啡肽还能起到止痛作用。

5-羟色胺是一种"快乐激素"，也是一种能调节情绪的神经递质，可提高人的幸福感，改善精力。晒太阳是促使身体分泌5-羟色胺的途径之一。《大脑神经病学杂志》（*Brain: A Journal of Neurology*）曾援引一项研究称，季节性情感障碍（SAD）患者在冬季暗日或多云阴天的城市（如西雅图）产生的低落情绪与5-羟色胺水平下降有关。[2]所以下次当您感到沮丧或困倦时，不妨走到户外，体会一下阳光照在皮肤上的感觉。您可以在阳光中阅读一本好书（比如本书），听一听励志的播客，也可以闭目养神，享受大自然的静谧——这些都有助于身体分泌5-羟色胺。

上述神经递质与其他神经递质或激素存在互动关系，一种神经递质或激素水平的变化可以影响其他神经递质或激素。它们相互影响，协同工作，而非相互独立，各行其是。例如，在海滩上度过愉快的一天之后，您体内的5-羟色胺水平会上升，从而促使皮质醇水平下降，而皮质醇是一种与压力有关的激素。可谓一举多得！不同的激素和神经递质水平需要保持完美的平衡才能和谐共存。因此，在持续的压力下，或者当身体出现其他炎症时，大脑都会受到影响。

传统观点认为，人之所以承受巨大的压力或罹患抑郁症、焦虑症等心理障碍，是大脑中特定的化学物质失衡所致，比如令人愉悦的神经递质（5-羟色胺和多巴胺）分泌不足。在某些错误观念的影响下，不少人认为这种"化学失衡"是一种与生俱来的缺陷。化学失衡的确有可能造成压力和心理障碍，但还有更深层的原因。我们其实可以重新恢复化学平衡，从而改善您的感受，恢复身体健康。最新研究表明，并非所有抑郁症和焦虑症都是化学失衡造成的，其他因素也可能产生影响。

事实上，认为化学失衡是抑郁症元凶的这种想法就足以导致您产生抑郁和消极情绪。为了确定"化学失衡引发抑郁症"的观念是否会对抑郁症发病产生影响，怀俄明大学（University of Wyoming）的研究人员开展了一项特殊的研究。[3]首先，研究人员将一批抑郁症确诊患者分为两组，并用拭子采集所有受试者口腔内的唾液样本进行"抑郁症快速检测"。对照组随后被告知，他们的检测结果并未显示化学失衡（如5-羟色胺水平偏低）。但研究人员向试验组展示了一张显示其大脑中5-羟色胺水平偏低的曲线图，以暗示他们存在化学失衡。

在完成"抑郁症快速检测"之后，研究人员还为受试者准备了一系列有关抑郁症发病的问题，并要求他们就自己患抑郁症的原因发表看法。通过汇总试验组的答题情况，研究人员发现了一个有趣的现象：在得知自己的抑郁症发病是化学失衡所致之后，试验组受试者"产生了大量有可能加重抑郁症的消极想法"。研究人员还发现，这种化学失衡反馈"弱化了个体成功调节抑郁情绪的感知能力，对认知情绪的影响尤其显著"。

最新研究也为化学失衡作出了解释，研究人员发现，炎症与抑郁症、焦虑症等情绪障碍之间存在关联。[4,5]炎症再次成为罪魁祸首，正是它导致了身体失衡，影响了人的情绪，从而导致各种精神障碍，对我们的生活产生了严重不良影响。厘清心理压力对炎症的影响有助于减少炎症应激源，为身体的修复创造条件。

抑郁症

除了感到"沮丧"或"悲伤"外，人们对抑郁症更为普遍的描述是"感受不到任何情绪"。这种"麻木"或空虚感会导致人对平时喜欢做的事情丧失兴趣。抑郁症会影响睡眠，使人难以入睡或睡眠过量。此外，抑郁症还会损伤记忆力，使人难以做出决定，引发进食障碍（包括厌食症与暴饮暴食），诱发易怒或暴怒情绪。

一旦患者被确诊为抑郁症，精神科医生通常会为其开具抗抑郁药物来缓解病情。抗抑郁药物的作用机制是通过平衡大脑的神经递质来增强食欲、提高精力、改善情绪。但据估计，10%～30%的抑郁症患者的症状在服用抗抑郁药物后并未获得显著的改善。[6]由此可见，当化学失衡并非抑郁症的根源时，抗抑郁药物不过是另一片"创可贴"罢了。许多抗抑郁药物非但于病情无益，反而会带来恶心、视力模糊、食欲增加、体重增加、失眠、疲劳等副作用。我无意全盘否定抗抑郁药物的治疗效果，但我有必要提醒您，药物并非唯一选择，您也无须终生服药，因为我在实践中发现，生活方式改变能极大改善焦虑、抑郁症状。

QUICK CHECKLIST
速查清单

如有以下情形，说明您可能患了抑郁症：

☐ 经常处于悲伤或麻木情绪中，很少能体会到快乐和幸福；

☐ 悲伤中夹杂着易怒、内疚或绝望感，即使从事曾经令自己开心的活动也无法改善情绪；

☐ 严重疲劳，甚至到了无法起床的地步；

☐ 经常夜不能寐，或者寝不安席，无法得到充足的睡眠；

☐ 有时极度饥饿，有时食欲全无。

为了寻求新的解决方案，研究人员对抑郁症、造成抑郁症的原因及其潜在的治疗方案进行了深入研究，并在此过程中发现了炎症与抑郁症之间的联系。埃默里大学医学院（Emory University's School of Medicine）的研究表明："有观点认为，长期暴露在炎症肆虐的环境中会导致神经递质发生变化……从而引发抑郁症状，并且可能干扰或削弱抗抑郁药物的功效。"该研究还指出，已有很多的研究发现，抑郁症患者体内的炎症细胞因子数量增多。[7]

焦虑症

焦虑症与抑郁症关系密切。回想一下，当您需要完成某项重要的工作或者被要求在学校当众演讲时，您的心跳会加速，膝盖会不自主地颤抖，呼吸也开始变得急促。有时外界或生活中发生的某些事情会使您对未知感到恐惧，莫名生出一种焦虑感，虽然难以名状，但这种感觉绝对不能用"正常"来形容。有时您会突然毫无缘由地感到烦躁或压力巨大。

焦虑可导致应激激素失控。应激激素的飙升不仅会加重焦虑和紧张情绪，还会使体内出现其他反应。这是因为，当压力水平升高且交感神经被激活后，人体会进入并长期处于"战或逃"反应状态，以应对被熊追之类的紧急情形。

不少人每天都生活在焦虑引发的炎症状态中，即使埋头工作或拜访朋友也无法消除焦虑情绪。甚至在美甲店挑选指甲颜色时，有些人也会因迟迟无法决定而陷入焦虑！这些琐事本不应该给我们带来太多的焦虑和痛苦，因为焦虑并非外部强加，而是源自内心。所以我们需要（并且能够）做出改变，以营造一种平衡和平静的心态。心理压力减小，炎症反应就会减弱，与之相关的焦虑症也能得到极大程度的缓解。

QUICK CHECKLIST
速查清单

如有以下情形，说明您可能患了焦虑症：

☐ 经常感到紧张或焦虑；

☐ 心悸，即心跳不规律、心跳漏一拍或者心跳
　　过速；

☐ 因焦虑导致恶心、腹泻及（或）失眠；

☐ 思绪纷乱，难以集中精力。

　　人在焦虑时的感受如上所述。患者大多能意识到自己没有必要感到焦虑，但他们却不由自主地陷入频繁的焦虑中。焦虑有时还表现为对生活中某些事情的过度担忧，或者对某种情况的一再"确认"，但这只会令问题进一步恶化！例如，您的女儿今天要在其闺蜜家过夜。尽管她已经在外过夜无数次，尽管您在30分钟前已经得知女儿很安全，但您仍然放心不下，不断地查岗，不断地给对方的父母打电话……您明知这一切都是自己过度紧张的结果，但脑中却不受控制地胡思乱想。

　　对于我的患者丽莎而言，焦虑症已经成为一种慢性疾病，而且她不是我收治的唯一一位经常感到压力和紧张的患者。所有人都会偶尔感到焦虑，但有些人的发作频率显然更高。焦虑症还会导致精神紧张之外的其他症状，如心悸、失眠、易怒、烦躁不安，以及压力引发的胃肠道问题。最令人沮丧的是，焦虑症发作时似乎总是

毫无征兆。当我们因即将上台表演或需要接一个重要电话而感到紧张时，有时可以说服自己克服紧张情绪，但更多的时候，我们只能在惴惴不安中度过，期待着事情尽快结束。不知道焦虑从何而来会使人产生一种无力感，而阅读本书您就会了解，环境、饮食和生活方式中的应激源引发的炎症是焦虑的元凶。只要我们解决了这些问题，身体就能重新恢复"内稳状态"，我们就能重新享受健康生活。即使已经恢复健康，您仍然可能偶尔感到"焦虑"，但这只是一种正常的情绪，不再是病态的焦虑。

不少研究发现，炎症可以同时诱发焦虑症和抑郁症。贝丝·萨尔塞多（Beth Salcedo）医学博士表示，60%的焦虑症患者会出现抑郁症状。[8]虽然具体原因目前尚不明确，但西安大略大学（University of Western Ontario）2010年开展的一项研究发现了压力与抑郁症、焦虑症之间的生物学联系。该研究特别指出焦虑症和抑郁症的发病均与压力密切相关。[9]

明确来说，压力会导致身体发炎，而炎症会引发焦虑症和抑郁症。焦虑症尤其容易给身体带来更大的压力，从而形成一个恶性循环，使身体长期处于炎症状态。消除炎症是打破这一恶性循环的唯一途径，但消除炎症的前提是减轻压力。这也是焦虑症患者应经常做冥想、瑜伽等练习的原因。当然，减轻压力的方式绝对不止冥想和瑜伽两种，关键在于您需要找到一种能快速恢复平静且最适合自己的方式。

每天跑步几千米或者通过其他方式出一身汗或许是"燃烧"能量的最佳方式。您还可以报名学习高温瑜伽，找到身体的压力中心，学习控制呼吸的方法。此外，一切能缓解压力的方法都值得尝试，比如改变自己的工作和生活计划、每周与治疗师或心理医生会面、加强与密友的沟通等。缓解压力有助于消除炎症，从而达到减轻焦虑和抑郁症状的目的。有些改变虽然极其微小，却能产生十分显著的效果！但自我照顾的真正含义远不止忙里偷闲那么简单。

如欲获得更多个性化营养和锻炼建议，请继续阅读。

心理压力与炎症的双向影响

心理压力会导致炎症，进而引发焦虑和抑郁症状；炎症本身也会制造更多的压力。由此可见，心理压力与炎症之间的关系绝非单向的。当您感到压力大时，身体会发炎进而准备进入"战或逃"反应状态，这不难理解。但更有趣的是，炎症通过制造焦虑和抑郁情绪也会使人感受到更大的压力。于是，身体陷入了一个无休止的恶性循环。

卡内基梅隆大学(Carnegie Mellon University)心理学教授谢尔登·科恩(Sheldon Cohen)发现，当人的皮质醇敏感性出现异常时，压力会导致炎症失控。[10]其背后的机制是，皮质醇负责调控人体内的应激反应系统。假如您在穿过十字路口时，有一辆车因一时疏忽差点撞到您，此时您必然感到惊恐万分，恐慌会促使身体释放皮质醇。与死神擦肩而过的经历让您后怕不已，在皮质醇的作用下，您满脸通红，心跳加速，呼吸也变得不顺畅了。科恩认为，长期压力会降低组织对激素的敏感性，从而影响皮质醇调节炎症反应的效果。换言之，人感受到的压力越大，炎症就会越猖獗，从而引发无数的症状。

心理压力是人体内部战争的"催化剂"。长期压力使人体的自愈能力开始逐步受损，无法实现缓解压力、消除炎症、调节激素与神经递质平衡的正常功能，而这关系到人的情绪和其他功能的稳定。心理压力的影响可见一斑！

QUICK CHECKLIST
速查清单

如有以下情形，说明您可能心理压力过大：

☐ 极度疲劳，行动缓慢；

☐ 时刻感到焦虑或担忧；

☐ 焦虑，且伴有心跳加速，或引发胸痛；

☐ 经常头痛，或感到全身疼痛，肌肉紧张；

☐ 频繁感冒或感染，免疫力低下。

肠道与大脑的联系

很多人不知道，肠道与大脑之间也有联系，而且一旦这种联系出现异常，同样会引发焦虑、抑郁症状。肠道有时被称为人的"第二大脑"，因为它本质上是大脑的助手或"迷你大脑"。肠道拥有肠神经系统（ENS），这一系统由位于消化道内壁的大量神经细胞构成。每一个神经细胞都能与大脑交流，反之亦然。所以肠道与大脑之间存在一条极其高效的"直拨热线"。

约翰斯·霍普金斯大学神经胃肠病学中心(Johns Hopkins Center for Neuro-gastroenterology)主任杰伊·帕斯里查(Jay Pasricha)博士指出："数十年来，研究人员和医生始终认为焦虑症和抑郁症是肠道问题的元凶。但如今有不少研究发现，事实有可能恰恰相反。"[11] 肠道问题会引发抑郁症和焦虑症。帕斯里查补充道："这些新发现或许能够解释为什么肠易激综合征等功能性肠病患者抑郁症和焦虑症的发病率高于正常水平。"

如果肠道菌群的组成出现异常，大脑就会受到影响。我们将在下一章详细介绍消化道炎症造成的影响。一旦受到刺激并产生炎症，消化道便无法正常工作，从而阻碍身体从食物中摄取足量的营养物质。而大脑需要这些营养物质来分泌使人愉悦的神经递质，如5-羟色胺和多巴胺。这些神经递质有助于我们维持积极的情绪、平和的心情和稳定的心态。

为了治疗丽莎的焦虑症，我们全面评估了她的应激源，并且从她的消化系统中找到了病因。丽莎此前一直受消化不良的困扰。消化问题通过肠神经系统导致了焦虑，而焦虑反过来又加重了消化不良。于是，一个恶性循环开始了。

在我们改变了丽莎的饮食并消除了导致她出现消化问题的有害菌之后，不可思议的事情发生了。一周之后，丽莎的焦虑症减轻了约75%，她为此给我发了一封电子邮件，迫不及待地与我分享这份喜悦。这的确是个值得庆贺的重大成效。对于患者取得的显著改善，我由衷地表示欣慰，但并不惊讶，因为这一切都可以追溯到炎症及其根源。我们不能被诊断结果、疼痛症状等"表象"所迷惑，而是应该深入分析患者的炎症触发因素。只有看清问题的本质，才能帮助患者从环境和心理层面做出各种积极的改变，从而恢复身体的自愈能力。尽管丽莎的症状在一周之内减轻了75%，但我们的行动方案并未停止，因为身体往往需要一段时间才能完全恢复平衡并保持长期健康，这也是我追求的最终目标。

如何消除心理压力

当我为毕业后的去向问题犹豫不决时，我的健康状况出现了急剧恶化。而且我诊治的不少患者都注意到，他们之所以饱受各种炎性症状（如全身疼痛和精神困扰）的折磨，与心理压力过大不无关系。减轻压力的途径不止一种，关键是找到最适合自己的方法。

压力通常会加重身体的毒素总负荷。所以，当您感到自己压力较大，或者因为工作安排等原因察觉到压力逼近时，应该对自身和环境因素做一次全面的梳理，以减轻或消除所有潜在的应激源。如欲实现该目标，除了调整心态并进行正念练习外，您还需要应用我在书中分享的各种建议，包括在住处安装空气过滤系统、使用水过滤器、食用营养物质丰富的抗炎食物、选择健康的减压方式，如锻炼、冥想、呼吸训练、理疗等。

超负荷压力持续的时间越长，造成的伤害就越大。炎症会从身体的一个部位向另一个部位蔓延，从而扩展至更大的范围，最终引发多部位的重度症状。人类的优势在于利用强大的思维能力解决问题，所以如果您在生活中频繁感受到压力，找到应对压力的办法是解决问题的重要一步，您的余生也将因此受益。

如欲获得个性化营养和生活方式建议，请继续阅读。

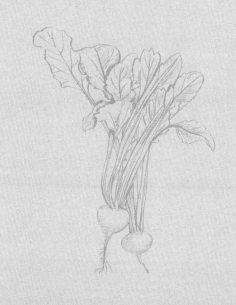

第七章

消化道炎症

玛尔茜是我收治的患者之一。作为一位精力充沛的企业家兼首席执行官，她的日程被工作和旅程排得满满当当。她总是乘飞机去一个又一个城市参加会议和活动。有时她还要亲自组织活动，为此从早忙到晚，一连好几天连轴转，几乎没有喘息之机。

玛尔茜认为自己的工作"充满乐趣"，她很享受这种充实感，但人毕竟不是机器。持续的熬夜、高强度的脑力劳动开始产生不良影响。管理庞大的团队、将创意付诸实践、赶在最后期限前完成工作……高强度的工作耗尽了她的精力。

在外人看来，玛尔茜是一位能力出众、活力四射、身体健康、精力充沛、锐意进取的女商人，但她能够感受到自己的身体正在陷入一场战争之中。

为了避免焦虑、疲劳、腹胀、便秘等症状影响工作，玛尔茜想尽了办法，企图使用各种药丸、粉剂或"偏方"掩盖或拖延病情，期待自己能继续胜任甚至更加出色地完成工作。

　　考虑到上述症状可能与饮食相关，玛尔茜开始花大量的时间和精力为自己准备健康旅行餐，以避免食用毫无营养的工作餐。她甚至在上飞机前为自己备好健康零食。但饮食改变似乎收效甚微。在外人看来，玛尔茜始终坚持"健康"饮食的精神令人敬佩，但只有她自己知道，这只不过是一场结局令人沮丧的战争，问题并未因此消失。玛尔茜的消化道炎症主要表现为腹胀，肚子坚硬如岩石，并有明显的触痛感，而且无论她吃什么食物，哪怕是公认的健康沙拉，都会腹胀。由于症状严重，在外旅行的她有时甚至无法穿上随身携带的衣服，无奈之下只能临时购买一些更宽松的衣服来遮掩胀大的腹部，以掩盖她健康状况不佳的事实。消化道炎症引发的不适导致玛尔茜错过了许多重要会议和客户晚宴，这无疑给她制造了更多压力。玛尔茜认为自己已经极其注意饮食健康了，但结果仍然令她无比沮丧。

　　逐渐感到难以为继的玛尔茜最后找到了我。就像她的女强人形象一样，玛尔茜起初在电话中充满了自信与活力，但当我询问她的真实感受时，她的声音开始颤抖，情绪逐渐低落下来。我知道，电话那头的她默默流泪了。"玛尔茜，你在听吗？"我问道。

　　她整理了一下自己的情绪，鼓起勇气答道："我该怎么办，麦琪？……我需要你的帮助。"

　　最终，玛尔茜卸下坚硬的外壳，接纳了我。她终于同意接受治疗，将自己的健康托付于我。这样我们都能全力投入自己最擅长的事情，她继续做一位管理企业的女强人，我则帮她恢复健康。

　　诚如玛尔茜所言，她的确已经尽力"将所有事情做到最好"，包括选择有机食物或无麸质饮食、将健身列为优先事项、每天早上写健康日记……然而，她在做这些的同时内心却无比煎熬。消化问题显然不是她的唯一烦恼，体重增加、睡眠紊乱、焦虑甚至抑郁情绪等更是如影随形地困扰着她。最令人无法接受的是，玛尔茜感到自己动力不足，干劲正在衰退。

玛尔茜并不是第一位因消化问题向我求助的患者，当然也不会是最后一位。当便秘、腹胀及（或）腹泻开始影响您的生活和工作并降低您的幸福感时，说明是时候做出一些改变了。为此，我们需要深入了解您的生活，找出并消除可能导致消化系统炎症的应激源。

> **QUICK CHECKLIST**
> **速查清单**

如有以下情形，说明您可能存在消化道炎症：

☐ 经常腹胀；

☐ 感觉其他人的排便都比自己正常；

☐ 有时便意突然来袭，甚至来不及上厕所；

☐ 经常便秘，甚至记不起上一次不便秘是什么时候；

☐ 腹部疼痛，以致无法进食，并且排便时疼痛加剧；

☐ 体重超重或过轻，两种情形同样棘手；

☐ 精力不济，有时感觉百岁老人都比自己有活力；

☐ 感到倦怠、疲惫、动力不足。

消化系统与消化道炎症

为了便于更好地理解，我们先简单回顾一下消化系统的工作机制。经口腔咀嚼之后，食物会沿着食管进入胃部。经过胃酸的进一步分解并杀灭其中的细菌后，食物会从胃部进入小肠，而小肠负责大部分营养物质的吸收工作。当食物经过小肠时，营养物质通过小肠褶皱上的"绒毛"被身体吸收。

作为食物的下一站，大肠负责吸收多余的水分和胆汁，并使粪便成形。食物的消化、营养物质的吸收和大便的成形均在自主神经的控制下自动完成，无须我们刻意干预，也无须担忧其中某个环节出错。

但这恰恰是问题所在。如果您经常感到压力巨大，交感神经始终处于激活状态，您的消化系统便无法正常运转，不能完全分解食物或吸收其中的营养物质。具体到玛尔茜的案例，她产生消化道问题的原因并不在于吃了什么，而在于她的身体无法吸收和利用营养物质。很显然，玛尔茜一直处于压力之下。她热爱自己的工作，并且习惯了在高压、高标准之下顽强拼搏。她习惯了竞争，拥有敢于挑战最高峰的勇气。这些崇高的目标的确值得追求，但减轻压力同样不容忽视，因为这是玛尔茜恢复并保持健康的前提。

饮食毒素暴露同样会导致消化道炎症，从而引发一系列的消化问题。一旦我们摄入了病原体、重金属等刺激物，炎症就会在肠道内滋生。如果刺激持续存在，炎症会最终发展为慢性炎症。[1]此外，刺激物可对肠道菌群造成干扰（详见下文）。当刺激物入侵并引发炎症时，消化系统就会出现异常，导致肠易激综合征、营养吸收不良、食物不耐受、腹泻、便秘等令人不快的症状。

在各种不良因素的影响下，人体难免出现各种异常，

但我们不能对此置之不理，

因为对待疾病不能削足适履或者得过且过。

过去和现在并不能决定未来，改变需要从此刻开始。

肠易激综合征

肠易激综合征是消化系统最常见的问题之一，困扰着全球 10%~25%的人口。[2]

但肠易激综合征实际上只是一个用于定义消化系统症状的术语，而非一种具体的病症，更不是症状的根源。真正的根源可以通过本书提供的方案消除或制衡。

大肠的工作之一是从粪便中重新吸收液体，但这需要精确的时间控制，否则大便会太稀或太硬。肠易激综合征一般会有两种表现。一种是肠道蠕动速度过快，大便中的水分未经充分吸收便被排出体外，从而导致腹泻。另一种是肠道蠕动速度过慢，大便中的水分被过量吸收而使其变得干硬，从而导致便秘。许多肠易激综合征患者更是轮番受到腹泻和便秘的困扰。

肠易激综合征的症状包括腹痛发作，每个月至少三天。伴随疼痛出现的是排便异常，大便太稀或太干。

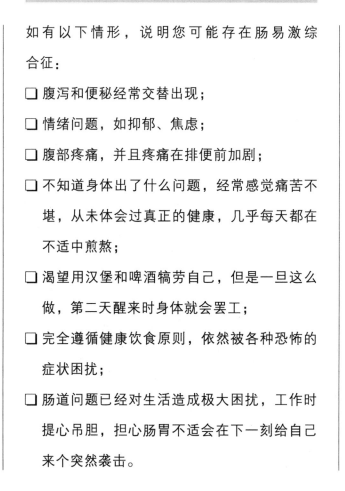

QUICK CHECKLIST
速查清单

如有以下情形，说明您可能存在肠易激综合征：

☐ 腹泻和便秘经常交替出现；

☐ 情绪问题，如抑郁、焦虑；

☐ 腹部疼痛，并且疼痛在排便前加剧；

☐ 不知道身体出了什么问题，经常感觉痛苦不堪，从未体会过真正的健康，几乎每天都在不适中煎熬；

☐ 渴望用汉堡和啤酒犒劳自己，但是一旦这么做，第二天醒来时身体就会罢工；

☐ 完全遵循健康饮食原则，依然被各种恐怖的症状困扰；

☐ 肠道问题已经对生活造成极大困扰，工作时提心吊胆，担心肠胃不适会在下一刻给自己来个突然袭击。

消化不良或营养吸收不良

从食物中摄取营养物质，并排出身体不需要的废物是消化系统的主要职责。饮食的全部意义在于为身体提供营养物质和能量！我祖母常说："人吃饭是为了活着，但人活着可不是为了吃饭。"祖母虽然年迈，却身心康健，体态年轻。她一生从未遇到过体重问题，而且与大多数人相比，她似乎总有用不完的精力。在我眼中，她就是一位超级祖母。

得益于恰当的饮食方式，我现在感到身体无比健康、精神无比振奋。我爱上了这种站在世界之巅的感觉，再也不愿意回到过去那种昏昏沉沉、精疲力竭、腹部肿胀的状态。我希望自己每天都能精力充沛、健康向上。我希望镜中的自己体格强健、充满活力。为此，我坚持健康饮食，抛弃了一切不健康的包装食品，代之以营养丰富的天然食品。保持饮食健康已成为我生活中的头等大事。

QUICK CHECKLIST
速查清单

如有以下情形，说明您可能存在消化不良：

☐ 腹部绞痛、胀气、膨隆；

☐ 经常腹泻及（或）放屁；

☐ 大便颜色浅或发白；

☐ 感觉身体虚弱或疲惫。

我努力保持饮食的多样性，尽量多吃不同种类和颜色的蔬菜。虽然听起来有些夸张，但我的确能切身体会到身体营养充盈的感受。这种感受太过真实，我甚至忍不住想象这一切的发生过程。为了确保身体以最佳状态迎接新的一天，为了给即将开始的忙碌生活提供足够的能量，我会精心挑选食材，自己动手制作奶昔。我很享受饮用奶昔后营养物质"流"过胃肠道，"流"入血管，"流"入细胞的美妙体验。这种感觉令人着迷，通过饮食摄取足够的营养物质是我改善健康状况的方式之一。

小肠对于人体健康发挥着极为重要的作用，因为它是我们从食物中摄取脂肪、碳水化合物、蛋白质、维生素和矿物质的场所，所以饮食带给人的美妙感受全部来自小肠。消化系统某些方面出现失衡会引发一系列不适症状，如腹泻、腹胀、便秘、疲劳、腹痛、全身无力等。

小肠无法正常吸收营养物质的现象又称"吸收不良"。这意味着消化系统无法从我们摄入的食物中吸收营养物质。或许您已经选择了健康的饮食方式，小肠仍然会出现吸收不良的问题，所以您的身体仍然会因营养缺乏而出现不适，如虚弱、脱发、疲劳、体重超重或过轻，或者进食后突发腹泻。营养吸收不良引发的具体症状取决于未被有效吸收的营养物质类型。例如，蛋白质吸收不良可导致水肿（液体潴留）；维生素D、钙和钾吸收不良可引发肌肉痉挛；铁、叶酸和维生素B_{12}吸收不良可造成贫血，从而导致疲惫和虚弱。

慢性吸收不良又被称为"吸收不良综合征"。造成吸收不良综合征的原因多种多样，肠道炎症是最常见的一种。此外，胆囊、肝脏和胰腺疾病引发的炎症也会导致营养吸收不良。有害菌或寄生虫会破坏肠道，造成营养物质吸收困难。消化系统失衡引发的肠道炎症会进一步加剧肠道的营养吸收问题。此时，即使您选择了全世界最健康的饮食，如绿蔬奶昔和精益蛋白质，您的身体可能依然无法从中吸收足量的营养物质。

营养吸收不良也可能是压力过大或不良饮食习惯造成的，如吃饭时狼吞虎咽、采取溜溜球节食方式等。溜溜球节食方式是指平时限制饮食，偶尔犒劳一下自己。即使您放纵自己时吃的全是健康食物，这种不健康的饮食模式仍然有害无益。

营养吸收不良还会对大脑产生影响，导致焦虑、抑郁等精神障碍。如果身体无法充分吸收营养物质，大脑就无法分泌调节情绪所需的激素。肠道炎症可能是这一排多米诺骨牌中的第一个，会引发一系列的症状。

食物不耐受

有些患者前来就诊的原因是，他们突然开始对自己吃了一辈子都没问题的某种食物不耐受，并且怀疑自己是否对这种食物产生了迟发性过敏反应。事实上，真正的过敏反应发生在免疫系统内，通常表现为荨麻疹、皮疹、恶心、胃痛和腹胀和呼吸困难，严重时可危及生命。大多数时候，上述症状虽然令人苦恼和沮丧，但并不会直接威胁生命，这些症状更有可能是食物不耐受或食物敏感所致，而非食物过敏。食物不耐受不会使人体针对某种食物产生全面、严重的过敏反应，但会引发难治的慢性症状，如头痛、焦虑、烦躁、腹胀、便秘、腹泻、体重增加、皮疹、肿胀、头晕等。

QUICK CHECKLIST
速查清单

如有以下情形，说明您可能存在食物不耐受：

☐ 恶心、呕吐或腹泻；

☐ 肠道排气、腹痛；

☐ 烧心；

☐ 精神紧张或焦虑；

☐ 头痛；

☐ 其他部位疼痛（包括隐痛）；

☐ 体重增加；

☐ 皮疹；

☐ 痤疮；

☐ 便秘；

☐ 抑郁；

☐ 失眠；

☐ 疲劳；

☐ 自身免疫性疾病。

　　如果您无法判断自己是食物过敏还是食物不耐受，建议您及时去变态反应科就诊。除了寻求医疗帮助，您还可以根据一条经验自行判断：与过敏反应相比，食物不耐受一般在较长时间后才会有症状表现。假如您对螃蟹过敏，吃一只蟹腿足以在短短几分钟内引发恐怖的过敏反应，症状包括喉咙肿胀、呼吸困难、荨麻疹等。但假如您仅仅对螃蟹不耐受或敏感，吃一只蟹腿只会使您感到情绪暴躁、腹胀或身体疼痛。您可能在当天晚上无法安枕，或者在随后一周内增加了几斤体重。食物不耐受或食物敏感造成的症状并不严重，但同样令人不安。

造成食物不耐受的原因众多。例如，食物不耐受可能与人体的消化能力有关。如果消化速度变慢，身体会停止或减缓释放食物分解所需的酶。炎症或消化系统失衡可阻止酶的正常分泌，从而降低人的消化能力并导致食物不耐受。某些食物天然具有促炎性，人在摄入这些食物后，身体会因毒素总负荷过高而对食物不耐受。

饮食缺乏多样性也容易引发食物不耐受。您每周是否都拿着相同的购物清单去超市购物？您的早餐、午餐和晚餐是否长期保持不变或者花样较少，甚至您能一口气将食物名称全部背出来？这种单调的饮食方式可能导致食物不耐受。更为严重的是，如果饮食缺乏多样性，身体会因缺乏必需营养物质而无法维持肠道微生态平衡、增强免疫系统功能、减轻炎症并保持整体健康。

饮食习惯（如进食方式和进食时间）是导致食物不耐受的另一个潜在原因。如果您在压力之下进食，或者为了尽快完成其他任务而狼吞虎咽，抑或一边坐在办公桌前工作一边心不在焉地吃东西，您的身体都可能因不良饮食习惯而无法正常分解和消化食物，从而引发食物不耐受。所以，正念饮食和养成规律的饮食习惯对保持身体健康意义重大。

许多医务人员可能并不询问、考虑或评估您是否存在食物不耐受。事实上，大多数医生甚至根本不会深究您的营养状况，这的确有些不合情理。设想一下，您来医院就诊，告诉医生您正在遭受剧烈疼痛等难忍症状的折磨，但医生却对您的关切不屑一顾，更不会询问您的日常饮食、压力水平、睡眠质量、生活方式，以及最近是否有创伤经历，而是直接开各种药物来缓解症状，然后急不可耐地将您打发走。还有些医生可能意识到了问题所在，因此要求您在一段时间内避免食用含麸质食品、乳制品等常见致敏食物，从而避免食物不耐受。虽然某些食物的确是大多数症状的元凶，但排除不耐受食物并不是一把万能钥匙，更无法保持长期健康。而且健康从来不是表演魔术，我们不能期待仅靠排除某种食物，身体就能奇迹般恢复如初。相反，我们需要消除各种致病源，重新修复这些致病源造成的损伤。我发现不少患者都采用过五花八门的"排除饮食法"或者其他"致敏食物排除法"，但令人沮丧的是，他们的症状并未完全消除。例如，玛尔茜在采取多种排除饮食法后失望地发现，这些方法并不奏效。您似乎"做对了每一步"，但仍然感到身体不适、精神困顿、腹部肿胀，其原因可能是您采取的排除饮食法中仍然含有某些致敏食物，而且有些甚至是公认的健康食物，比如苹果、牛油果、菠菜、芹菜等。

根据我的观察，几乎所有食物都可能引发人的不耐受。由此可见，食物不耐受具有极强的随机性。除非委托专业功能医学实验室进行检测，否则您根本无法确定自己对哪些食物不耐受。

我认为，这些排除饮食法存在的另一个问题是，直接将特定食物从饮食中排除并不能解决问题，因为长叶莴苣、柠檬等致敏食物并不是真正的元凶。相反，有些症状可能源于长期的精神压力和不良生活习惯；也可能是家居用品、卫生产品或加工食品中的毒素暴露所致；抑或是由不良饮食方式引起的，如长期节食、暴饮暴食、长期吃快餐等。如欲彻底恢复健康，您必须确定并消除食物不耐受的真正根源，这并不仅仅意味着您根据网络或医生的建议排除食物中的少数"害群之马"。排除致敏食物的确能使您距离目标更近一步，但这并不能最终解决问题。身体的完全激活、修复和重新平衡不会一蹴而就。人体不是一台随意启停的机器，我们不能寄希望于排除含麸质食品和乳制品就能在短短21天内使身体恢复如初，甚至更上一层楼。排除某些致敏食物的确可能改善您的感受，"机器"内部的某些"齿轮"可能因此运转得更加顺畅，但您最终会再次崩溃。因此，您必须首先端正心态，改变不良生活习惯，同时给予身体足够的时间去清除各种有害物质，补充足量的营养物质。只有当这些基础工作一一完成时，您才能摆脱压力和毒素的困扰，真正过上健康充实的生活。所以，虽然排除致敏食物确有必要，但更重要的是了解人体对食物的反应、致敏食物对人体的危害，并通过健康饮食修复人体机制，再有意识地做出最佳饮食选择。此外，健康的饮食选择还有助于修复已经造成的损伤。

饮食对人体的影响无非两种：一种是修复，一种是破坏。

前文提到，进行检测是判断食物是否耐受的最佳途径，但即便不进行任何检测，您依然可以通过采纳本书提供的抗炎建议减轻消化道炎症，包括改善饮食、净化环境和消除应激源。本书的建议能显著改善您的健康，甚至能创造奇迹。在经过我的治疗后，有些患

者往往难掩激动之情，给我发来了他们的近照。照片中的他们皮肤光洁，面容精致，体重减轻了，腹部也变成了"一马平川"。还有些患者称，睡眠质量得到了极大改善，焦虑症状几乎消失，专注力也显著提高。任何人都不会想到，简单的食物替换竟然能有如此大的功效，但奇迹却实实在在地发生了。只有修复消化道，我们才能给身体提供正确的营养支持，才能全面加强并重新平衡身体的方方面面，包括情绪、精力、睡眠、体重等。

饮食能增强免疫系统功能，也能完全破坏它，结果取决于您的选择。

有些读者可能希望我就具体的食物选择直截了当地给出建议，以便照例执行。我的建议是，减少或完全杜绝含麸质食品、乳制品、糖，远离加工食品，只吃天然食物；购买食材时留意其种植方式。例如，食用新鲜苹果的健康功效比食用苹果制成的零食更加突出；自制燕麦卷的健康功效比食品公司生产的燕麦能量棒更加突出。总之，饮食应遵循简单、天然的原则。此外，如果您希望尽快改善自己的健康状况，我建议您全力以赴，完全杜绝麸质、乳制品和糖，并且至少坚持五周。这将是一段艰难的历程，但阳光总在风雨后，未来的您将会感激自己曾经的付出！除了改变饮食习惯，建议您同时采用本书中的心态等生活方式建议。我在远方为您打气，等候您的佳音！

大多数人都难以消化麸质和乳制品，而消化不良会给身体带来压力，引发炎症。糖从来都不属于健康食物，加工食品通常含有大量促炎成分。我知道您迫切希望改善自己的健康状况，如提高睡眠质量、改善精力、扭转长期困扰自己的自身免疫性疾病病情等。长期重压已耗尽了身体全部能量，排除这些问题食物有助于身体完成自我修复，以便更好地完成本职工作。

毫不夸张地说，长期杜绝糖、含麸质食品、乳制品，同时远离加工食品可令身体这片本已"浑浊的池塘重新澄清"。随着问题食物的排除，它们在体内制造的混乱也将一并消失。随着身体修复的完成，您将获得前所未有的健康体验。为了减轻体内炎症，为身体的修复提供充足的能量，排除问题食物将是良好的开端。如果您还存在其他食物不耐受，杜绝这些食物至少能减轻您体内的炎症，从而为身体修复创造条件。总之，消除食物引发的炎症是您取得最终胜利的基础。

便秘

如前文所述，如果食物在大肠中停留的时间过长，其中的水分会被身体过度吸收，从而引发便秘。脱水、压力和缺乏锻炼均可导致便秘，如果增加水溶性膳食纤维的摄入量，便秘可能会自行消失。然而情况并非总是如此。

便秘也可能是肠道炎症的一种表现。众所周知，炎症是人体的一种防御机制。病毒或细菌进入消化系统会触发这一防御机制，导致肠道暂时陷入"瘫痪"状态。这意味着食物在大肠内停留的时间被大大延长，结肠从食物中吸收的水分大大增加。

为了重新恢复消化系统活力，补充水分是一个良好的开端。如果您长期受便秘困扰，还应采纳本书中的抗炎建议。其他促排便建议包括增加膳食纤维的摄入量（如多吃叶菜）、提高运动强度等。

值得注意的是，泻药和"排毒茶"并非有益选择，因为这些都不是一劳永逸解决根本问题的良策。与其长期依赖泻药或排毒茶，不如从现在开始溯本清源。

腹泻

如前文所述，肠易激综合征可引发腹泻，这是大肠蠕动过快，已消化食物中的液体未经身体充分吸收即被匆匆排出体外所致。但引发腹泻的原因不止一个。如果小肠"察觉到"食物中包含有害菌或者人体被病毒入侵，会尽快排出被污染的已消化食物。由于身体不希望从污染物中吸收营养物质，所以食物会以极快的速度通过小肠和大肠，从而导致水样腹泻。换言之，腹泻其实是人体的一种自我保护机制。

炎症同样会导致腹泻。一旦肠道出现炎症，不仅无法吸收足量的营养，而且更容易能受到食物的刺激。由于消化系统无法正常工作，大肠会快速蠕动，以尽快清除体内废物。

如果腹泻转为慢性或者持续数日，会造成身体严重脱水。除了继续致力于消除腹泻的根源，增加饮水量、杜绝咖啡因、酒精（等脱水物质）是暂时帮身体渡过难关的最佳途径。

如果腹泻并非受污染食物导致，如果食物不耐受才是罪魁祸首，如果消化问题的根源与食物无关，而是忙碌的生活和巨大的精神压力，我们又该何去何从？万变不离其宗，我们仍然要深入分析问题，评估消化系统问题产生的根源，调节心理、生理和环境中存在的核心失衡。

肠道微生态失衡

我们曾在第三章对肠道微生态失衡做过简短的介绍。肠道微生态失衡是指影响消化系统正常工作的肠道微环境失衡。如果肠道菌群中的有益菌、有害菌的整体比例出现失衡，就会导致微生态失衡。

我们每天所处的环境可能会随时使肠道菌群失去平衡，并因此陷入一种不健康状态——微生态失衡。既然我们的生活环境并无不同，为什么有些人病痛缠身，有一些人却安然无恙呢？这是因为只有当消化系统的内环境受损时，有害菌导致的风险才会逐渐显现。

**QUICK CHECKLIST
速查清单**

如有以下情形，说明您可能存在肠道微生态失衡：

☐ 受困于各种炎症。肠道微生态失衡可导致关节炎症、心理压力、精神障碍、消化道炎症、痤疮等。遇到任何健康问题，肠道都是值得关注的对象。

我们以实际生活为例。假如您从附近的超市订购了送货上门服务，但事后却忘得一干二净，而且没有听到有人按门铃。不巧的是，您在家里呆了一整天，直到第二天出门时才发现自己之前订购的产品。如果您恰巧订购了生鸡肉，它可能已经在室外放置了24小时。可以想见，鸡肉早已被大量有害菌"侵袭"。炎热的环境为细菌的大量滋生提供了温床，所以我建议您绝对不会冒险继续食用。

但如果您听到了门铃，及时将鸡肉放进了冰箱，那将是另一番情景。得益于冰箱的低温保鲜效果，鸡肉不会受到细菌污染。这表明良好的储存环境可以保证鸡肉不会变质。同理，有害菌是否会在人体内滋生并造成污染同样取决于其生存环境。所以，通过整体健康手段消除肠道炎症的各种应激源是确保肠道菌群恢复平衡的重中之重。简而言之，完全健康的身体不会给有害物质的滋生提供任何可乘之机。修复身体的内部环境意味着完全激活所有身体功能，恢复健康活力。

肠道微生态失衡可引发一系列问题，如消化道炎症、关节炎症、心理压力、精神障碍、痤疮等。这表明恢复肠道菌群平衡对维持身体的整体"内稳状态"至关重要。由此可见，恢复肠道菌群平衡事关人体健康的方方面面。如果您怀疑自己肠道内存在大量的有害菌或寄生虫，建议您及时咨询医生，并进行综合检测。

玛尔茜的恢复过程

通过调查我发现，玛尔茜之所以出现各种痛苦的消化道症状，是一系列因素共同作用的结果。例如，她的肠道被大量有害菌、重金属和寄生虫"侵袭",导致了肠道微生态失衡。于是,我为玛尔茜制订了一项简单、全面的个性化方案,通过各种生活方式调整,温和地排出体内毒素,为身体的重新平衡创造条件。此外,我还针对玛尔茜的具体症状向她推荐了营养补充剂,以加速肠道修复,同时补充身体缺乏的营养物质。

我们还发现,玛尔茜的工作压力已经对她的身体造成了严重损伤,所以我向她推荐了新的工作方式,以减轻压力。但我并未强制要求她缩短工作时间或降低工作强度;相反,我们对各项事务进行了重新安排,这不但对玛尔茜的身体健康有利,而且能减轻压力,提高工作效率。减缓部分生活节奏,并通过减压技巧平衡巨大的工作压力,玛尔茜可以在相同时间内完成更多的工作,而且精力也延长了至少两个小时。没有了脑雾、疲劳和头痛的困扰,玛尔茜的注意力和工作效率均上了一个台阶。她再次找回了生活的真正乐趣。

由此可见,我们可以在不牺牲事业的前提下减轻压力,可以通过某些改变提高自己的工作效率和健康状况!除了上述措施外,我还要求玛尔茜清除家庭和办公环境中的毒素,安装高质量的水过滤系统和空气过滤系统,替换家中和办公室中使用的各种不健康产品,以减轻毒素对健康造成的危害。这些简单的举措看似微不足道,却能产生巨大的作用。玛尔茜降低身体毒素总负荷的努力最终获得了回报!炎症消退后,她的消化系统症状得到了彻底缓解,疲劳、脑雾、焦虑等症状也完全消失了。一个更加出色、快乐和健康的玛尔茜就此诞生,她开始摩拳擦掌,准备向新生活发起挑战了!

不断有研究发现,心理压力与肠易激综合征之间存在关联。

[3]压力不仅仅是一种精神折磨，也会殃及整个身体。当您正为筹备工作中的一项大型会议或处理家庭事务而忙得焦头烂额时，消化系统却在关键时刻"掉链子"，背后正是心理压力在捣鬼。第六章曾介绍，肠道与大脑存在关联，肠道炎症可引发抑郁、焦虑等消极情绪，从而加剧压力引起的恶性循环。此外，压力与肠道问题之间存在双向因果关系。正是这种互联互通使我们能通过消除促炎应激源恢复"内稳状态"，修复肠道，平复消化道炎症，消除各种与消化道疾病相关的不适症状。

随着对各种症状成因的不断了解，我希望您能逐渐意识到，人体内所有系统器官是高度互联的。我们不能抛开整体谈局部，不能在修复一个系统的同时忽略另一个系统。人体是一个不可分割的整体，所以修复身体同样应在整体视角下进行。消除促炎应激源的益处不胜枚举，且能对人的身心健康发挥巨大作用。例如，有患者为减少消化道症状带来的困扰而采取抗炎饮食，最后关节炎症也得到了治愈。一旦炎症消退，您的身心健康将受益无穷。

第八章

过敏、哮喘和皮肤炎症

在一个祥和的春日午后，您正在家附近的公园遛狗，鲜花盛开，阳光明媚，微风习习。您不禁感叹，真是美好的一天！就在这时，意外出现了。风将公园里的花粉卷入空气中，您开始不由自主地打喷嚏。伴随着一个又一个喷嚏，您的鼻子开始发痒，眼睛开始流泪，喉咙又痒又痛。直到您被迫离开公园，症状才稍微好转。您和身边人是否有过类似的经历？或者，您是否因季节性过敏出现过更严重的症状，如头晕或昏倒？

QUICK CHECKLIST
速查清单

如有以下情形，说明您可能存在过敏：

☐ 眼球发红、肿胀、发痒，或眼部浮肿，甚至需要戴一副大号墨镜遮掩；

☐ 鼻塞并奇痒难忍；

☐ 不停地打喷嚏，并影响了正常生活；

☐ 感觉喉咙后侧发痒，并引发咳嗽。

季节性过敏通常由花粉引起，所以又被称为"花粉症"。在过敏原的刺激下，您的鼻黏膜和眼睛会肿胀并发炎，导致打喷嚏或流眼泪。在某些极端情况下，鼻黏膜炎症导致的肿胀持续阻塞鼻腔，使患者在整个春季都处于鼻塞状态。所以春季也被称为过敏季。

这种内腔瘙痒、打喷嚏的反应不仅仅出现在过敏季，也不仅仅由随风飘动的花粉等过敏原所致，室内环境同样能引发过敏反应。我们可能经常暴露在过敏原或刺激物中，如宠物掉落的皮屑、鞋子沾染的灰尘、油漆和黏合剂散发的化学气味，甚至是某些香味（如洗手液和香水）。毫无疑问，这些过敏原或刺激物全部源自我们自认为舒适和安全的家庭环境。

过敏是指人体对刺激物产生的一种反应。但某种物质对一个人而言是刺激物，对其他人则未必，反之亦然。事实上，过敏往往是因异物或病原体侵入人体，部分免疫系统发生过度反应所致。一旦检测到危险信号——哪怕是朋友家的猫掉落的毛，免疫系统会立即进入高速运转状态，并产生抗体对触发因素发起攻击。当机体受到理化刺激或发生过敏反应时，体内会释放一种名为组胺的物质，它与组胺受体结合后会产生生物效应，如各种肿胀和瘙痒。

想必不少人都见过甚至服用过抗组胺药，如氯雷他定和盐酸西替利嗪，它们能缓解组胺释放引发的症状。但和急救吸入剂一样，虽然抗组胺药能有效缓解过敏造成的打喷嚏等不适症状，但它们只是暂时掩盖了问题。为了摆脱对药物的长期依赖，我们有必要了解身体对过敏原或刺激物的反应引发的过敏症状。减轻或消除过敏的唯一可行途径是减少过敏原暴露，重新塑造免疫系统，使其更好地应对各种有害物质，从而减轻乃至彻底消除过敏反应。

我知道，消除过敏反应几乎是一项不可能完成的任务，尤其是在花粉和皮屑等常见过敏原随风肆虐的春季。如果去公园野餐，或者取信件时从邻居家喷撒了杀虫剂的草坪前经过，我们都会不可避免地接触到各种刺激物或过敏原。甚至汽车和工厂排放的废气也会引发炎症。但我们不能为了避免毒素暴露或生病而永远闭门不出，这只会给我们的身心带来更严重的伤害。

相反，我们应该以积极的心态做出力所能及的改变，比如清除家庭和工作场所中的刺激物或过敏原。控制这些室内应激源能使身体更有活力，更好地应对室外应激源，因为当您在满是皮屑的卧室里睡觉或者在充满化学毒素的厨房里做饭时，您的身体会时刻处于免疫激活状态。此外，增强免疫系统功能是消除炎症的前提，强大的免疫系统能应对任何突发状况。我们将在第二部分中深入探讨如何营造洁净的环境。

哮喘

哮喘是呼吸道受到刺激并产生炎症的表现。哮喘患者往往感到难以顺畅呼吸，表现为反复发作的喘息、气促、咳嗽、胸闷以及上述症状引发的其他不适。哮喘的潜在触发因素很多，包括花粉、宠物毛、尘螨、香烟烟雾、皮屑、化学香精等。运动、压力、情绪激动、激素水平波动等因素也会引发哮喘。所以，哮喘可能是过敏所致，也可能是自身因素引发。

QUICK CHECKLIST
速查清单

如有以下情形，说明您可能患有哮喘：

☐ 难以充分呼吸，肺部有压抑或堵塞感；

☐ 吸气或呼气时出现明显的哮鸣音；

☐ 经常因呼吸困难而憋得头晕眼花。

刺激物可导致呼吸道炎症。当发现有人哮喘发作或出现与哮喘相关的不适症状时，应首先考虑使用急救吸入剂，其中以一种名为沙丁胺醇（albuterol）的支气管扩张剂最为常见。急救吸入器可通过放松肺部肌肉达到缓解症状的目的。虽然急救吸入剂的确能在人呼吸困难时起到救命作用，但毫无疑问，它们同样是暂时掩盖病情的"创可贴"，无法阻止症状再次发作。如果不能根除导致哮喘发作的环境因素，肺部和呼吸道因相同刺激物暴露而再次发炎只是时间问题。

慢性皮肤炎症

人体内部环境失衡几乎总是皮肤炎症的元凶。当然，使用致身体过敏的护肤液或者在皮肤上涂抹可引起身体反应的物质也可能引发皮肤炎症。我们将在本章对一些常见皮肤病（如银屑病、痤疮、湿疹等）和皮肤不适症状（如瘙痒、干斑等）进行深入探讨。

QUICK CHECKLIST
速查清单

如有以下情形，说明您可能存在慢性皮肤炎症：

☐ 皮肤发红；

☐ 皮肤瘙痒难忍或有灼烧感；

☐ 皮肤粗糙或皲裂；

☐ 皮肤角质层增厚；

☐ 皮肤出现痤疮。

皮肤是人体最大的器官。由于皮肤与其他所有系统都有联系，所以它是我们观察人体内部失衡的窗口。如果您在尝试各种高质量洁肤产品后仍然无法摆脱慢性荨麻疹、频发的皮疹、干燥发痒的皮屑和除之不尽的痤疮，说明您的体内已经出现了某种失衡。当身体出现问题时，它会以各种方式提醒您，其中皮肤病症最为常见。

银屑病

银屑病是一种皮肤病，主要症状为皮肤瘙痒、干燥、发红、布满银色鳞屑或患处有灼烧感。有观点认为，银屑病是一种周期性发作的慢性皮肤病。席琳是我收治的一位银屑病患者，她总是因一次次"治好"银屑病而庆幸，又因症状一次次复发而沮丧。

QUICK CHECKLIST
速查清单

如有以下情形，说明您可能患有银屑病：

☐ 皮肤表面出现大小不等的丘疹，红斑及鳞屑；

☐ 皮肤瘙痒，有灼烧感或疼痛感；

☐ 随皮肤症状出现的还有关节僵硬；

☐ 指甲变厚或粗糙。

截至目前，银屑病的病因尚未明确。但有观点认为，银屑病是一种免疫系统异常。银屑病患者体内的T细胞会攻击健康的皮肤细胞，并导致皮肤干燥、瘙痒或出现红斑——这些也是银屑病的主要特征。根据影响部位的不同，银屑病可分为多种类型：斑块型银屑病，主要影响皮肤；甲银屑病，主要影响手指甲和脚指甲；脓疱型银屑病，主要影响手、脚；红皮型银屑病，较为少见，会影响全身。

此外，银屑病关节炎是一种与银屑病相关的关节病，表现为皮肤干燥瘙痒，伴有关节炎症等相关症状。追根溯源，皮肤病症也是身体内部问题引发的。

为了消除银屑病，恢复皮肤健康，席琳曾尝试过各种药物，包括外用皮质类固醇药物，但这些药物要么毫无作用，要么效果短暂。有些药物能暂时缓解症状，但病症往往在停药后卷土重来。经过简短的问诊，我立刻意识到有必要重点关注席琳的内环境。当我们设法恢复其内环境并消除潜在的失衡之后，奇迹发生了，席琳的皮肤再次焕发出光彩，她也摆脱了各种药物。

肠道与皮肤的关系

我们重点关注了席琳的肠道问题。我怀疑席琳的银屑病是肠道微生态失衡所致，所以我们开始清理她肠道内的有害菌，同时促进有益菌的生长。皮疹通常是肠道内的酵母菌或念珠菌过度生长等微生态失衡造成的。

念珠菌或酵母菌过度生长通常归因于饮食不良。长期摄入大量精制糖、精制碳水化合物和乳制品会导致念珠菌和酵母菌的过度生长。此外，大量饮酒、服用抗生素和避孕药也会促进念珠菌和酵母菌的繁殖。

除了引发皮肤和指甲感染外，念珠菌过度生长还会导致疲劳，尿路、鼻窦频繁感染，以及便秘和腹泻等消化问题。目前，化验检查是判断您肠道内是否存在念珠菌过度生长的唯一方式。但如果您怀疑自己存在念珠菌过度生长问题，也可以通过注意并改善饮食来调整。由精制小麦粉制成的食品、高糖食品，以及所有的精加工食品对人体有害无益！长期食用此类食品会导致更严重的内环境失衡。

抗念珠菌饮食很简单，多吃绿叶蔬菜、蛋类、优质肉类、坚果，多饮花草茶，同时杜绝高糖食品（包括某些水果）。但仅靠饮食并不能完全消除念珠菌的过度生长。尽管人们先入为主地认为菠菜和羽衣甘蓝具有神秘的康复力量，这些天然食物能为人体提供足量的营养，从而更好地完成身体的自我修复，但它们并非抑制念珠菌过度生长的唯一"良药"。您是否有心理压力或生活在巨大压力之下？您的睡眠质量如何？

除了念珠菌的过度生长，任何类型的肠道微生态失衡都可能引发皮肤炎症。《微生物学前沿》（*Frontiers of Microbiology*）杂志刊登的一篇文章指出，"越来越多的证据表明，肠道和皮肤之间存在密切的双向联系。"[1]该文章还援引了其他研究成果，"当肠道屏障受损时，肠道菌群代谢物会进入血液，随着血液循环进入皮肤并在其中累积，从而破坏皮肤内稳状态。"[2]所以，一旦有害菌在肠道内过度生长或者身体出现任何类型的失衡，皮肤都容易受波及并出现问题，如银屑病、痤疮等病症。

痤疮

痤疮是指毛囊堵塞或炎症导致的各种皮肤问题的统称。面部是痤疮发生的重灾区，背部和胸部同样常见。研究人员发现，痤疮的发病同样可以追溯到肠道。在一项研究中，惠特尼·鲍威（Whitney P. Bowe）和艾伦·洛根（Alan C. Logan）得出结论："目前似乎有足够的证据表明，肠道菌群失调和胃肠道完整性降低对于痤疮的发病产生了一定的影响。"[3]

QUICK CHECKLIST
速查清单

如有以下情形，说明您可能患有痤疮：

☐ 皮肤出现粉刺（白头或黑头）。

　　和其他皮肤病症一样，痤疮也是身体"内稳状态"失衡的结果。这再次凸显了饮食的重要性。毫无疑问，精加工食品、糖等可能是痤疮发作的帮凶，尤其是当您怀疑自己存在念珠菌过度生长或已注意到身体对某些食物敏感或不耐受时。一项针对乳制品的相关研究表明，大量食用乳制品可能引发痤疮。在这项标题为《乳制品摄入量与常见痤疮》（*Dairy Intake and Acne Vulgaris*）的研究中，研究人员对78 529名年龄为7～30岁的受试者进行分析发现："在7～30岁人群中，牛奶、酸奶、奶酪等多种形式的乳制品都会提升痤疮的发病率。"[4]

　　但我还是想提醒您，我们不能寄希望于自己的皮肤在杜绝冰激凌、牛奶和奶酪之后立刻光洁如初。这些建议并不能立竿见影，只有长期坚持才能见成效。此外还要提醒您：关注饮食并不等于认为饮食是解决一切问题的万能钥匙。我多么希望告诉您"只要不吃某种食物，您的痤疮就会立即消失"或者"只要将某种食物纳入饮食，您的痤疮就能治愈"，但现实生活中问题从来不是这么简单。痤疮不仅仅是一种皮肤病，也是身体多个系统功能紊乱的表现。除了饮食，您的心态、毒素或压力水平也会成为痤疮的诱发因素！如欲最终消除痤疮，您需要仔细分析各种诱发因素，它们可能出现于肠道内，也可能存在于环境中，还可能是其他应激源。接下来，我们继续探讨毒素总负荷的问题。

　　或许您已经注意到，学生时代痤疮总是在考试来临前爆发。当您因换工作或创业而面临巨大压力时，皮肤通常会以痤疮的形式将您有压力的事实广而告之！压力会带来严重的影响。萨格勒布大学医学院（University of Zagreb School of Medicine）的一项研究指出，"尽管人们一直怀疑压力能引发或加重痤疮，但压力对痤疮严重程度的影响还是被低估了。不过最新研究为这种相互作用的不同机制和潜在因素提供了新的视角"。[5]

研究人员称："皮肤与心理之间的这种双向紧密联系表明，我们有必要采用一种整体和跨学科的方案来治疗痤疮。"我完全同意该观点，因为我的慢性皮肤炎症诊疗经验同样印证了这种整体方案的重要性。除了调理肠道，我建议您评估自己可能面临的心理压力——由于生活中不断发生各种大大小小的事件，您可能因此遭受着短期或长期的压力。

好消息是，利用本书提供的建议净化环境并采取抗炎生活方式有助于缓解压力和皮肤问题，如我们在第六章学习的心理压力的内容。肠道菌群失调引发的战争可通过肠神经系统影响您的思维和心理，并通过压力影响您的皮肤！通过采取整体方案恢复全身平衡，很多困扰您的症状可能会立即消失。

湿疹

湿疹是一种由多种内外因素引发的具有明显渗出倾向的皮肤炎症反应，主要症状包括皮肤发红、瘙痒和脱屑，可遍布周身。湿疹包括多种类型，其中以特应性皮炎（AD）最为常见。特应性皮炎是一种慢性、复发性、瘙痒性皮肤病，会给患者带来极大的困扰。此外，还有一种只影响手部和手腕区域的手湿疹。湿疹在儿童中最为常见，病情往往在成年后有所好转。不过即便儿时未发病，成年时也可能患湿疹。

如有以下情形，说明您可能患有湿疹：

☐ 皮肤极其干燥，涂抹再多的保湿霜也无济
于事；

☐ 皮肤发红、瘙痒；

☐ 皮肤上有鳞屑。

由于没有特定的医治良方，所以湿疹患者只能依赖护理液、外用皮质类固醇药物等来缓解病情。但如果从整体视角分析并确定湿疹的发病诱因，就可以通过消除这些诱因来治愈湿疹！诱发湿疹的原因包括精神压力、营养不良、含毒素的护肤产品等。除了这些因素外，消化评估同样重要。例如，您的大便正常吗？您有腹胀或便秘之类的肠道症状吗？《过敏、哮喘与免疫学》（*Allergy, Asthma & Immunology Research*）杂志刊登的一项研究分析了肠道菌群与特应性皮炎之间的关联。该研究指出，"肠道菌群失调可通过免疫、代谢和神经内分泌途径诱发特应性皮炎，并且决定其严重程度。"该研究还指出，"人类和动物宏基因组分析结果明确显示，特应性皮炎与肠道和皮肤微生态失衡有关。"[6]

荨麻疹

荨麻疹并不是一种疾病，而是一种皮肤"问题"。更确切地说，荨麻疹是自身免疫或身体失衡产生的一种反应。荨麻疹的主要

症状为皮肤突然爆出白色或红色团块，通常异常瘙痒或伴有灼热感。荨麻疹通常由过敏引发。如果您对猫毛过敏，免疫系统会在您接触猫毛时立刻做出反应，向接触猫毛的部位释放组胺。如前文所述，这是人体对特定刺激物产生的一种化学反应。免疫系统释放组胺的目的是对抗病原体。对您而言，猫毛就是病原体。

QUICK CHECKLIST
速查清单

如有以下情形，说明您可能患有荨麻疹：

☐ 皮肤出现成片的白色或红色团块；

☐ 团块处异常瘙痒或有灼热感。

荨麻疹同样有急性和慢性之分。一篇题为《慢性荨麻疹与自身免疫》（Chronic Urticaria and Autoimmunity）的论文称，"一半以上的慢性特发性荨麻疹被认为是自身免疫机制所致。"[7]

慢性荨麻疹与前文提到的两种自身免疫性疾病（桥本甲状腺炎和类风湿关节炎）有关，而且这种关联最为常见。无论是否发生过敏（如接触猫毛），荨麻疹都是免疫系统释放组胺的结果。组胺会作用于某些身体组织，即便这些组织是健康的，也会被免疫系统视为威胁。服用抗组胺药是治疗荨麻疹的一种常用方式。虽然药物能暂时缓解荨麻疹症状，但它们随时可能卷土重来！所以这些"创可贴"式的解决方案并非治愈荨麻疹的终极方案。我们必须找到免疫系统过度活跃的原因，重新恢复身体平衡，使其正确应对各种应激源。

　　无论荨麻疹是由某种自身免疫性疾病引发还是毫无缘由地发作，解决方案只有一种，即消除应激源，抑制免疫系统对自身组织的攻击，以减轻炎症，使身体重新恢复"内稳状态"。

皮疹

　　皮疹是身体炎症的另一种表现。皮疹患者的皮肤会出现短暂的瘙痒、发红、干燥或敏感，这些症状是免疫系统被激活的表现。如果您对某种护理液或香水过敏或敏感，免疫系统可能对涂抹这些产品的部位发起攻击，从而引发皮疹。如前文所述，这是外部因素引发皮肤炎症的一种机制。如果您并未使用任何致敏产品，但仍然受到了皮疹的困扰，说明您体内可能存在某种失衡。

QUICK CHECKLIST
速查清单

如有以下情形，说明您可能患有皮疹：

☐ 皮肤上有一处或多处红色斑块，且感到刺痛、瘙痒；

☐ 皮肤上有干燥的斑块；

☐ 皮肤上有其他斑块。

　　皮疹通常是其他疾病引发的症状之一，如类风湿关节炎、银屑病、湿疹或甲状腺疾病。无论引发皮疹的原因是什么，消除应激源，使身体恢复平衡都是重中之重。皮疹等皮肤炎症只是身体向我们发出的信号，警告我们体内出现了异常。这些皮肤病症也是身体发出的一种求助信号，希望我们能全面审视自己的饮食、肠道、环境、心态，以及其他可能导致身体失衡和免疫系统失灵的因素。

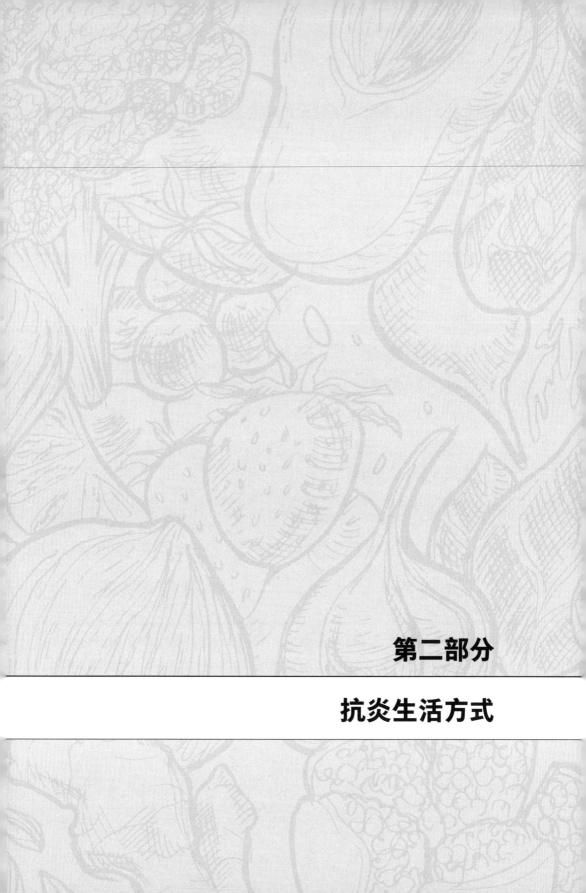

第二部分

抗炎生活方式

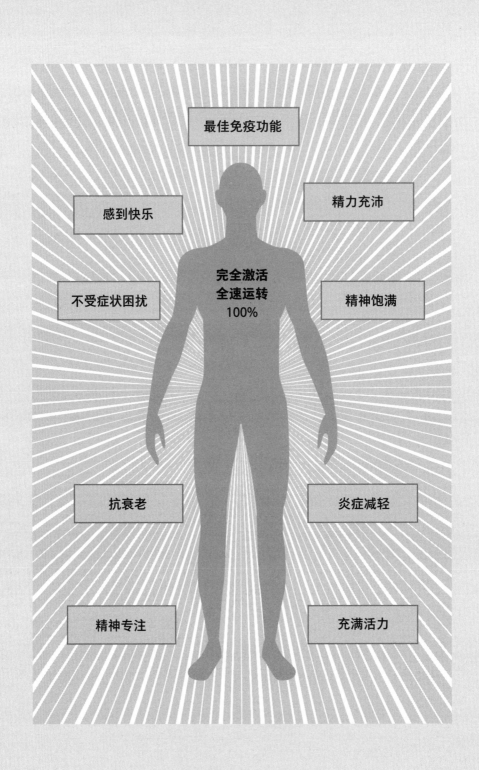

第九章

心态与正念技巧

当我首次与患者沟通时，净化居住环境通常是我给他们的第一个建议。我们将在第十章深入讨论常见的环境应激源及其消除方法。但我通过实践发现，心态在患者康复过程中发挥着决定性作用，其重要性丝毫不亚于本书提出的其他建议。事实上，如果不首先解决心态问题，患者在其他方面所付出的努力都将付之东流。心态是决定患者能否远离病痛困扰、过上和谐幸福生活的重要因素。能否端正心态是决定其他事情能否顺利进行的前提。

我们当然可以努力净化居住环境、改变饮食习惯、增加运动量、改造食物储藏室……但如果您不能端正心态，我们的康复之路将寸步难行，甚至成为奢谈。

在康复之路上，您既要保持积极向上的情绪，又要培养改变自身生活方式的意愿，并且遵循自己的意愿行事。这需要您亲力亲为，别人无法代劳！

如果受遗传因素影响，或者不止一位医生对您做出了"无药可救"或"终生患病"的诊断，抑或您已经相信自己永远不可能摆脱病痛的折磨，从而导致您对康复失去了信心，那么您的信念（哪怕是半信半疑）将决定您的最终结局，您或许永远无法获得康复。心之所向，行之所往。身体从来都是服从于思维的，只有相信并且脚踏实地地实践，奇迹才有可能降临。

心理压力的缓解

　　找到减轻生活压力的方法至关重要，尤其是对当下处境的您而言。这是一个浮躁的社会，新闻不间断地播报各种可怕的统计数字和令人不安的事故，我们往往还没浏览完一个标题就已经陷入无尽的慌乱中。社交媒体上充斥着各路"人生赢家"，有意无意地制造心理落差，引导大众模仿和追随，但不切实际的想象是压力滋生的根源。世界在飞速发展，雇主们希望雇员能跟上时代的步伐，走得更快、付出更多、做得更好。社会对孩子的教育也提出了更严格的要求，学生和家长必须为此付出更大的努力。在这样的环境下，难怪许多人每天都在压力的海洋中苦苦挣扎！

　　但压力越是巨大，越凸显了减压的重要性。即使您拥有了恢复健康的积极情绪和明确意愿，但如果始终疲于奔命而得不到休息，担忧生活中出现某种不可控的状况，甚至对即将到来的升职或假期产生幸福的烦恼，那么这些压力也会传导给身体并最终以病症的形式显现出来。

　　由于医患之间的沟通不充分，心理压力成了一个经常被忽视的重要问题。医生或护士可能会在首次问诊时象征性地对患者的

"压力水平"做简短的询问，并在初诊表上做记录，但有关压力的沟通一般到此为止。美国《全国医学协会杂志》（*Journal of the National Medical Association*）发布的一份报告称，在151名接受调查的医务人员中，42%的受访者表示，他们在医学院和职业培训期间从未了解过压力与健康状况存在什么关系。尽管90%的受访者认为，压力管理对改善人的健康状况"非常有效"或"比较有效"，但45%的人承认他们"很少"或"从不"与患者讨论压力管理问题。[3]医生不会向患者提供任何减压建议，最多不痛不痒地提醒他们"应该减轻压力"。正是这种无知和疏忽给患者带来了严重的后果。这种无效的建议与劝别人"开心点"或"别担心"毫无区别，无法真正解决问题。此外，如果医生根本不相信病患能康复，或不相信人的身心之间存在如此强大的关系，这样的医生只会成为您康复之路上的绊脚石。所以，为了实现康复目标，您需要建立良好的医患关系，而且您和医生都应该坚信，您的身体拥有强大的修复能力。

人们对压力缺乏重视的确令人担忧，因为压力是破坏身体"内稳状态"的最重要因素之一。人体承受压力时会进入交感神经系统激活状态。在该状态下，身体时刻准备投入战斗或者逃离危险，所以交感神经系统激活状态又被称为"战或逃"反应状态。为应对不利状况，人体会分泌大量激素，心跳加快，将血液快速泵向皮肤和肌肉。您可能在完全不自知的情况下处于这种交感神经系统激活状态。但问题在于，长期处于这种状态会导致炎症肆虐。

如果身体长期处于交感神经系统激活状态，我们为健康做再多的努力也是徒劳无功。您可能选择了全世界最洁净、营养最丰富的饮食，呼吸着最新鲜的空气，喝着无毒素的水，但由于交感神经系统的影响，您的病情却丝毫没有减轻。如果不能采取某种策略或方案摆脱交感神经系统激活状态，您的身体就无法恢复平衡。事实上，有不少策略能帮您摆脱这种不利状态。例如，改变饮食方式，放弃有害食物，放慢生活节奏，经常锻炼身体，或者寻求他人帮助；您可以与他人共同实施某些计划，以起到相互监督、相互帮助的作用；您可以减少工作时间或者尝试新工作；您可以雇个帮手，分摊繁重的家务，从而使生活更加轻松。

减轻或消除压力的其他方法包括红光疗法、冥想和呼吸法（详见后文）。这些方法为您减轻现代生活的压力和身体消耗提供了可能。事实上，端正心态并实现身体平衡能极大地增强您的工作能力，提升您的精神活力，提高您的行动效率，在改善健康状况的同时增强您的成就感。摆脱心理压力，一切皆有可能！

如果您希望改善自己的健康状况，就必须学会激活副交感神经系统并长期维持该状态。副交感神经系统负责平复身体，是我们实现身体康复的最佳助手。它有助于恢复身体平衡，促进身体修复和再生。设想一下，如果您正在被一只美洲狮追赶，身体还有闲暇调节体温、心率和消化功能吗？毫无疑问，没有。因为身体此时已进入生存模式，以应对更重大（或者更危险）的事件。

在现代社会生活中，人体的反应模式与生存模式几乎如出一辙，这正是问题所在。交感神经系统会被生活中的各种压力激活，比如某项任务的截止日期临近、对即将做出的抉择感到担忧、因交通拥堵而心情暴躁、因客服长时间不回电话而感到沮丧等。但人体不可长期处于"战或逃"反应状态，作为一种应急状态，它的激活并不是为了应对那些并不危及生命的低等级事件。换言之，"战或逃"反应状态只应当我们遇到危险时才派上用场。

副交感神经系统处于激活状态有助于身体恢复平衡、修复损伤，而调整呼吸方式是激活副交感神经系统的重要方式。我们的呼吸在压力状态下往往变得短促。为了平复阅读邮件时的激动心情，或者为了克制在超市排长队时的暴躁情绪，我们甚至会屏住呼吸。在这些场合我们可以通过调整呼吸告诉身体"一切正常"。但由于生活忙碌，我们有时可能无法在产生压力时立即调整呼吸。如果感觉自己最近的压力有增大趋势，建议您用手机设置几个闹钟，每几个小时响一次，以提醒自己定时放松下颌，调整呼吸方式。

呼吸减压法

当压力增大时，哪种减压方法最有效、最经济实惠、最容易实施且不会影响其他人？答案是呼吸减压法！

通过呼吸减压法，您几乎可以立即激活副交感神经系统，摆脱交感神经系统激活带来的"战或逃"反应。所以呼吸减压法是一种快速、有效、免费的方法。

从现在开始，调整您的呼吸吧！

首先，选择一种自己喜欢的颜色。这种颜色能有效平复您的心情，使您感觉舒适、自在。

闭上眼睛，用鼻子吸气4秒钟，屏息4秒钟；再呼气4秒钟，屏息

4秒钟。缓慢重复上述呼吸动作3～5次，其间心无旁骛，只专注于呼吸本身。当您优雅地调整自己的呼气和吸气动作时，脑海中可想象空气进出鼻腔的场景，一呼……一吸……一呼……一吸……想象体内充满了自己最喜欢的柔和颜色，颜色逐渐充盈您的身体，在每一个部位静静地循环。想象您的身体进入了一种平和的状态。让所有压力和担忧随着每一次呼气彻底离开自己的身体，让快乐和幸福随着每一次吸气进入自己的身体。

如果您因为交通拥堵或开会而感到压力逐渐增大，心脏狂跳不止，头晕目眩，此时不妨睁着眼进行一次呼吸减压法的练习。

呼吸减压法能使您随时随地平静下来，饭后进行练习甚至能有效促进消化系统分解食物和吸收营养，睡前进行练习有助于平复心情，为一夜安眠创造良好的条件。毫不夸张地说，呼吸减压法是一种真正的全天候方法！无论是躺在吊床上"闭目修禅"时，还是一边泡澡一边品茶消乏时，您都可以抽出些许时间练习。只需短短几分钟，您就可以进入一种更加平和的状态。

建议您每天抽出几分钟进行呼吸减压法的练习，以激活副交感神经系统。

可视化冥想

可视化冥想是指将个人目标作为冥想练习的焦点，并在头脑中呈现这一目标。我向您推荐两种可视化冥想练习方法，您可以根据需要自行选择。但无论采用哪种方法，我都强烈建议您将可视化冥想练习作为一种日常习惯。起床之后，给自己来一杯抹茶或柠檬水，然后花几分钟进行可视化冥想练习，这会对您的健康大有裨益。练习时应始终心怀感恩、心态平和。

● 想象自己恢复健康的场景

如果您已经为自己设定了健康目标，哪怕该目标只是希望过上没有病痛的普通生活，也请您抽出时间想象并切身感受自己恢复健康活力的场景。畅想一下您在重获健康后会做什么，体会一下按捺不住的感激和兴奋，回想一下是否还有未解决的问题。尽量延长您的畅想时间，因为这会使您对即将拥有的健康和自由产生期待。您可能认为这是在"做白日梦"，可视化冥想就是要刻意营造这种梦境！您可以在想象时放飞自我，自由地探索未来的美好。可视化冥想练习能够发挥超乎想象的功效，因为只有当我们畅想那些能调动积极情绪、提高思维活跃度的事物时，才更有可能将这些美好的愿景变为现实。

● 想象自己获得了食物中的全部能量

我最喜欢在餐间或餐后做可视化冥想练习，比如畅想那些营养丰富、颜色多样的健康食物如何使身体保持强健。饮食的目的是补充能量，所以我尤其关注每一口食物是否对身体有益！在进行可视化冥想练习时，下列建议有助于您培养积极的信念。

1. 就餐期间闭上眼睛，做几次深呼吸。

2. 仔细品味自己食用的每一种蔬菜、坚果和蛋白质。

3. 想象食物中的所有营养物质奋力游向身体每个细胞的场景。所有细胞内都充满了能使身体恢复健康、强健和活力的各种营养物质，所以身体非常"高兴"，感谢您为它提供了丰富的营养！

4. 细嚼慢咽，仔细品味食物。边赶路边狼吞虎咽并非健康的饮食模式，您需要有意识地小口慢咽，边吃边仔细回忆自己放入身体"搅拌机"中的每一种食材。坚果奶有利于身体恢复平衡，而含糖果汁则恰恰相反。想象一下，您添加的每一茶匙可可粉和奇亚籽都已经转变为抗炎"战士"。您可以将自己想象成一位著名的美食评论家，正在细细品尝餐厅招牌菜中的每一种调料；还可以将自己想象成一位品酒师，正在回味无穷地品尝每一口葡萄酒，试图辨别它们在口感上的细微差别。小声告诉您……这是一种极其有效的正念练习方法！

5. 快进到第二天，想象一下，所有细胞都吸足了各种营养物质，您会感到自己的身体是何等的强健，精力是何等的充沛！当您的身体焕发出欢快、幸福的活力时，您脸上洋溢的笑容该是何等的光彩照人！

6. 想象一下，如果您连续一周、一个月甚至一年为身体提供具有抗炎功效的天然饮食，身体会发生哪些改变，您的精力又会提升到何等水平。此时您的细胞将齐声向您致谢，感谢您为它们提供了丰富的营养物质。

心怀感恩

感恩是我们每天都能做的最简单的事情之一。感恩是社会倡导的美德，似乎无须赘述。但我之所以在书中多次强调感恩，是因为它是我们关爱体内所有细胞、抚慰过去所有经历的有效方式。但人们大多只会做出"哦，是的，我也常怀感恩之心"之类的肤浅表述，很少愿意深入思考自己是否真的心怀感恩。当我们马不停蹄地向前奔跑时，当我们忙碌到几乎不记得茶还在微波炉里加热时，我们很难强迫自己放慢脚步，抽出时间享受宁静，培养感恩之心，恢复平静之心！我们习惯于在完成一项任务的同时开始考虑下一项任务。但如果我们能在百忙之中给自己按下"暂停键"，哪怕只抽出60秒的时间培养感恩之心，换上笑容，改善情绪，也能显著提高我们的工作效率、优化体内的生化过程、提升整体健康状况。

为了培养感恩之心，建议您每天早上起床之前思考自己生命中值得感恩的3件事。这并不会占用您太多时间，通常30秒即可完成。当闹钟响起时，我们一般处于两种状态。一种状态是立即开启奋斗模式，想想今天是周几，并立即开始思考当天需要完成的任务。另一种状态是大脑立即陷入担忧和焦虑，或者产生"我不想起床""我讨厌工作""今天为什么不是星期五？！"之类的消极情绪。这些消极情绪会将我们的身心推向可怕的境地，剥夺我们享受健康生命的权利，使我们一整天都处于浑浑噩噩之中。如果您不希望满脸晦气地步入新的一天，请每天有意识地思考3件值得感恩的事，而且必须认真思考，不能敷衍了事。例如，"我很感恩我的家人、我的朋友、我的房子……好了，起床！"值得感恩之事不必是惊天动地的大事，可以是一桩桩触动心灵的小事，比如温暖的阳光驱散地面的阴影、鸟儿在清晨婉转啼鸣，甚至是您早上淋浴时用上了期待已久的新洗发水！

事实上，生活中有太多的事物值得我们感恩，只是我们将一切视为理所当然，而常常忽略了它们的存在。无论您现在的生活发生了什么变故，比如正在经历某种困难或挫折，我相信您依然能发掘出值得自己感恩和欣赏的事物。例如，您接受了良好的教育，您是否对此表达过感恩？再比如，您抽出一下午的时间潜心阅读了一本好书，并从中受益匪浅，您是否对此表达过感恩？您是否知道，即使是在社会高度进步的2020年，全球仍有10%的人口不识字？[4]

建议您转变心态，感恩那些您通常视作理所当然的事物。感恩早晨喝下的每一口自制天然抹茶拿铁，感恩您和孩子的每一次欢声笑语，感恩漫长的一天结束后，柔软的枕头为您营造的舒适和放松感。

亲近大自然

亲近大自然能极大地减轻炎症，因为大自然可以帮我们调节身体的昼夜节律，降低皮质醇水平，为身体提供新鲜空气，激活副交感神经系统，为身体的修复创造良好的条件。艾伦·埃维特（Alan Ewert）和张云在一项研究中称，有证据显示，身处自然环境（如公园或沙滩）有助于减轻生理和心理压力。他们指出："与身处城市化水平较高的室外环境或在室内锻炼的人相比，亲近自然的人压力水平明显更低。"总之，没有什么比亲近大自然、远离喧嚣、培养感恩之心更有助于身体康复了。根据现在居住的位置，您可以选择到森林里、海边或附近的湖边散步，哪怕只是坐在后院或附近公园的草坪上，也胜过整日闭门不出。我的建议是，一切能让您从忙碌生活中喘息片刻的活动都值得尝试。亲近大自然，多接地气，有助于您更深刻地认识自己。当您在大自然中信步漫游时，建议您感恩每一朵盛开的鲜花，感恩海洋中的每一滴水，感恩拂过脸颊的每一阵轻风，感恩照在皮肤上的每一缕阳光。您甚至可以与大自然交谈，告诉她，您感恩身边的每一件微小的事物。有人或许对此嗤之以鼻，但感恩天空、树木、小草、空气和花朵，告诉它们您心怀感恩的理由，的确有助于身体修复伤痛。感恩是最简单的心灵修行，却能产生强大的功效。

社交活动

近朱者赤，近墨者黑。您的社交活动同样会对您产生重要影响。建议您向能引导您向积极方向发展的人看齐，比如自爱的人、坚持健康选择的人、堪称奋斗楷模的人。这些人有的事业有成，但始终保持高尚的情操和平和的心态，始终将家人的身体健康放在第一位，有的致力于杜绝精加工食品，远离含麸质食品、高糖食品和乳制品，同时坚持冥想和锻炼。他们是您值得交往的对象。相比之下，当您立志做出某种转变时，那些与您的目标背道而驰的人不值得您交往。我无意怂恿您抛弃一生的挚友或者搬到其他城市结交新朋友，但我希望您能清晰地意识到，与您产生交集的每一件事或每一个人都会影响您的精力，进而影响您的健康生活。如果身边的朋友旧习不改，那么您之前的所有努力都可能功亏一篑，再次回到浑浑噩噩的状态。您可以一边继续亲近并感恩故交，一边抽出更多时间结交有助于您实现目标的人。

您甚至可以想象自己已经实现愿望，成为了一个专注、快乐、平和、健康的人。想象自己脱胎换骨之后最希望做什么，是否有新的计划需要实施，今后该如何对待自己的身体，又该如何对待他人，以后的人生该何去何从等。您付出的越多（哪怕只是通过想象），就越希望成就全新的自我，愿望就越有可能变为现实。

如果您能端正心态，坚信自己能取得成功，并愿意为此付出努力，那么一切改变皆有可能，如居住环境、人际关系、职业，以及身体成分、疾病病情等。原地踏步也是一种选择。换言之，我们每天都面临两种选择：相信自己能脱胎换骨并为此付出努力，或者继续无所事事地得过且过。后一种选择的人习惯给自己的不思进取找各种借口，比如将疾病完全归结为遗传因素，并认为自己"永远"不可能恢复健康或实现目标，或者不断向自己灌输其他谎言。谎言重复一千遍就成了真理，当您不自觉地陷入谎言中时，您的余生都将在"我好可怜"的抱怨中度过。

现在，已经没有什么能阻止您践行改变心态的承诺了。人在面临颠覆性改变时难免产生畏难情绪，但这些改变并非一蹴而就的，而是由您在饮食和环境等多方面的微小进步构成的，正是这些微小的进步促使您实现了脱胎换骨。本章虽然就要结束，但真正的努力才刚刚开始。您为即将到来的改变做好准备了吗？您愿意时刻有意识地改善自己的情绪状态吗？您对自己的生活方式和健康状况有明确的改善意愿吗？您是否完全相信自己有权享受健康生活并且一定能实现该目标？如果您仍然犹豫不定，是否愿意坚持改变心态，并树立起坚定的信念？

何去何从由您自己决定。如果您愿意做出根本性改变，那您将获得难以想象的健康和幸福。但一切都要以"我愿意"为前提。

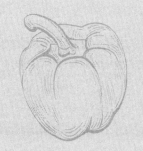

第十章

家庭和办公环境的净化

提起炎症，通过消除心理和环境应激源减轻压力是最重要的话题之一。消除应激源就是俗称的"排毒"。前文提到，从内分泌系统到消化系统，炎症能对众多身体系统造成严重损伤。本章将对源自家庭环境的炎症进行探讨，并着重解决下列问题：生活中哪些因素会引发炎症？为什么我们的身体会出现不良反应，为什么我们会感到身体失控或失衡？造成这一切的根源是什么？

与环境直接接触最有助于观察，如空气、水、饮食、光线，家居用品等。通过观察环境中影响人体的最常见应激源，我们能更深刻地意识到，想要使身体恢复健康，我们必须做出哪些改变。这些应激源会分散身体的注意力，与身体的运行过程争夺宝贵的能量。如果能够消除应激源，营造一个有益健康的环境，我们就可以减轻身体压力，最终实现康复目标。

娜塔莉是我接诊的患者之一。她在向我求助之前就已经意识到自己体内的炎症是环境所致，因为她对环境变化十分敏感。

娜塔莉称："当我走进某个朋友的房子时，可以立即分辨出室内是否存在霉菌。"如果处于霉菌环境中，她会立即感到恶心，甚至会因化学物质发出的气味而出现偏头痛。由于体质敏感，娜塔莉始终小心翼翼地过着无毒素生活，她只使用无毒素化妆品、护发产品和家居用品，并尽量远离可能引发炎症及各种不适症状的事物。尽管娜塔莉已经非常努力地避免各种毒素暴露，但仍然时常感到恶心或偏头痛。所以娜塔莉懊恼地问我："症状到底从何而来？"

消除环境应激源绝非更换家居产品那么简单。清除居住环境中的一切含毒素物质固然重要（毫无疑问，这也是本章的重点之一），但我们同样需要关注空气中的过敏原、外界污染物、自来水中的重金属、环境中的噪音和光线暴露，以全面评估环境引发的炎症。

全面清除环境毒素适用于所有人。环境应激源很容易引发体内炎症。通过对环境进行必要的调整，我们能有效减少应激源，从而将身体的毒素总负荷保持在可控范围内。这些努力有助于减轻多种病症，这也是我在实践过程中坚持评估患者生活环境的原因。

优化环境

● 净化空气

我们继续讨论娜塔莉的问题。为了消除环境炎症，我对娜塔莉的家庭环境进行了彻底的净化，以消除一切致敏因素。使用空气净化器是我向娜塔莉提出的第一个建议。空气净化器的主要功能是净化室内空气，清除空气中的灰尘和花粉颗粒，释放出清洁的空气。

我强烈建议您也购买一款高效的空气净化器。这条建议适用于所有人，不只针对过敏和哮喘患者。您每次从室外归来，都会将大量的灰尘、化学物质、细菌和花粉颗粒带入室内，这些污染物会沾染到您的鞋子上。如果您家中养狗，它们在草地上打滚或者在公园玩耍时也会沾染大量的过敏原，并将其带入室内。甚至您的头发也会成为花粉等过敏原的运输工具，威胁您的室内安全。值得庆幸的是，空气净化器有助于净化空气，消除外来刺激物，免除您的后顾之忧。

建议您购买可移动式空气净化器，以方便在不同的房间使用。如果您尚未购买空气净化器，那么每天晚上睡觉时，您吸入的空气中会含有影响身体健康的刺激物：尘螨会从未打扫的角落经由通风口飞入室内；昨天散步时附着在您毛衣上的花粉也开始在室内空气中传播；如果您养了宠物，它们的皮屑同样会在您的周围打转。当您睡觉时（或者在家做任何事情时），这些刺激物会随着呼吸进入您的身体，于是免疫系统被迫频繁启动，以应对异物的侵袭。这便是慢性炎症的发生机制！

虽然空气净化器能净化室内空气，但您仍然有必要保持室内外空气流通。每天开窗通风有助于改善室内空气质量。建议您每周至少打开3次家中或公寓每个房间的窗户，让新鲜空气进入室内，置换出不流通的污浊空气。

您多久打扫一次室内卫生？除了春季大扫除外，我建议您经常擦拭相框上的灰尘，勤清扫地板，多擦拭桌椅，以保持环境整洁。这同样有助于改善室内空气质量，因为当灰尘颗粒落在地板等家居用品上时，开窗通风或使用空气净化器很难将它们彻底清除。当您身处刚刚彻底打扫过的洁净房间中时，一种奇妙的幸福感会油然而生。所以我们不必到处寻找幸福，因为它就蕴含在每一件小事之中。每天保持家居整洁、空气清新不仅有助于您改善情绪，还能增强您的免疫系统。

● 替换家居用品

此外，您还应密切留意正在使用的家居产品。根据《西北自然医学》（*Northwest Natural Medicine*）杂志发布的报告，每个家庭中平均含有多达62种化学毒素。[1]这一数字可谓触目惊心！所以，娜塔莉决定从清除家中含化学毒素的清洁剂等产品入手，这无疑是个明智之举。任何含化学毒素的产品都是一种内分泌干扰物，它们不但会扰乱您身体的内部系统，还会对所有进出您家的人产生有害影响。我们将在本章第二部分详细介绍化妆品、护肤品中含有的化学毒素。更需要注意的是，您经常使用的家用清洁产品可能是另一大风险因素。如果您每天晚上都使用含化学毒素的消毒剂擦拭厨房台面，那么这些化学毒素会对您和家人造成威胁。建议您立即检查清洁产品的成分表。

以下是家居产品中常见的化学毒素列表。[2]请对照该列表立即检查您正在使用的空气清新剂、厨房台面喷剂、洗洁精、光亮剂等。

氨：多见于光亮剂和玻璃清洁剂中，可进一步加重哮喘症状或引发慢性支气管炎和哮喘，所以氨对肺功能不佳的人尤其危险。

乙二醇单丁醚：多见于窗户清洁剂等清洁剂中，吸入后不仅会导致喉咙疼痛，甚至会导致昏迷、肺水肿和重度肝肾损伤。

氯：多见于洗衣粉、马桶清洁剂、除霉剂和自来水中（我们将在本章后文详细讨论水过滤系统），如果经口鼻吸入或经皮肤吸收，可损害甲状腺功能并刺激呼吸系统。

邻苯二甲酸盐：多见于带香味的家居产品中，比如薰衣草味空气清新剂、柠檬味洗洁精，甚至带香味的厕纸等。美国法律规定，生产商无须在产品中成分表中标明邻苯二甲酸盐，所以您甚至无法确定自己使用的产品中是否含有该成分！为确保家庭环境安全，避免不必要的风险，建议您不要使用任何散发香味的产品。邻苯二甲酸盐是一种能干扰内分泌的化学物质，并且很容易经皮肤吸收。

季铵化合物：多见于家用"抗菌"清洁剂、织物柔顺剂和床单中。皮肤接触季铵化合物可引发皮炎或哮喘。

三氯生：多见于众多以"抗菌"为卖点的产品中，如餐具洗涤剂、洗手液、漱口水、牙膏等。虽然"抗菌"看似对人体有益，但目前尚无研究表明我们日常生活中必需使用这么强效的抗菌剂。三氯生是一种已知的致癌物，所以使用含三氯生的产品弊大于利。

氢氧化钠：多见于烤箱清洁剂和下水道疏通剂中。氢氧化钠具有强烈的腐蚀性，吸入后会导致喉咙疼痛，皮肤触及则会导致严重烧伤。

全氯乙烯：多见于各种除斑剂、地毯清洁剂和干洗剂中。全氯乙烯被认为是一种神经毒素，频繁接触可导致头晕或身体协调性丧失。

值得庆幸的是，不少生产商已经推出大量纯天然产品，以替代上述含化学毒素的产品。这些纯天然产品可以在大多数商店购得。家庭环境评估是我最乐意为患者做的事情之一。我会将患者使用的含化学毒素的产品替换为具有神奇功效的无毒素新产品，帮他们营造超级清新、洁净的室内环境。我对净化家居环境和食品储藏室乐此不疲！

除了含毒素家居用品，塑料产品同样值得重视。我格外注意我年幼孩子日常用品的选择，甚至将他们日常使用的塑料水瓶全部替换掉了！婴儿奶瓶我只选用宽口玻璃瓶。我强烈建议您选用玻璃或不锈钢产品。我承认自己喜欢看到这些瓶子整齐码放在柜子中，营造出的时尚感和现代感（而且我有整理物品的小癖好），但我之所以将塑料制品替换为玻璃和不锈钢制品，是因为我深刻意识到这是减轻我和孩子体内毒素暴露的有效方式。此外，经常使用塑料制品不但会增加人体重金属暴露的风险（详见本章下一部分），还会对地球环境造成严重的负面影响。

我需要一如既往地提醒您，您为消除环境应激源迈出的每一小步都会降低身体的毒素总负荷，但指望扔掉一瓶含化学毒素的烤箱清洁剂就能一劳永逸地解决问题并不现实。您需要对影响家庭环境并导致身体不断产生抗体的所有刺激物或过敏原进行全面的清除。每一种化学毒素都会影响您的睡眠和体内其他运行过程，因为当身体疲于对抗各种化学毒素时，其正常机能也会受到影响。

这些建议虽然繁杂，但您大可不必感到惊慌，因为家庭环境的改造过程充满了乐趣！一旦您对焕然一新的家庭环境产生了期待，一切都将变得简单起来。若您能对此产生美好的期待，我将感到十分欣慰！饭要一口一口吃，路要一步一步走。坚持不懈正是化繁为简的秘诀。更重要的是，您为消除环境应激源所做出的每一次微小改变都有意义。

● 避免重金属暴露

避免重金属暴露是消除促炎环境因素的重要一环。汞、铅、镉和砷是4种常见的重金属，其他重金属还包括锌、镍、铊、锰、钴、铝和磷。

如果这些重金属在人体组织中长期过量累积，就会出现重金属中毒。重金属中毒症状包括头痛、不孕症、消化问题、肾功能受损、记忆问题、焦虑、抑郁、脑雾、震颤等。究其原因，免疫系统会对重金属暴露产生反应并由此引发炎症，但具体症状取决于重金属的种类。例如，铅暴露会导致昏睡、肾脏问题、恶心、腹泻、头痛、食欲不振和腹痛，而汞暴露主要影响肺部、大脑和皮肤。

为了判断自己是否存在重金属暴露，您可以要求医生为您安排相关检测，以确定体内的重金属水平。重金属水平检测有助于明确您的身体状态，以及需要采取哪些措施来消除或减轻环境重金属暴露。您可能从未意识到自己体内存在大量重金属，而这可能正是导致您患自身免疫性疾病或各种难治症状的根源。所以我通常告诉患者，与其浪费时间和精力盲目猜测，不如直接进行重金属水平检测，以明确体内究竟发生了什么。如果您不愿意进行重金属水平检测，可以先避免重金属暴露，观察炎症是否自行消退，从而判断自己是否受到了重金属暴露的影响。无论如何，避免毒素暴露的生活势在必行！即使您不进行任何检测，只要采纳我提出的抗炎生活建议，同样有助于增强身体的自我修复能力。

● 重金属暴露的途径

影响人体健康的重金属来源广泛，如化肥、杀虫剂、汽车尾气、废水、油漆、垃圾填埋场等。如果您从事园艺工作，并因此经常接触肥料，那么您体内很可能存在较强的重金属毒性。牙膏、漱口水、肥皂等个人卫生用品和家居产品中都能发现重金属的身影。此外，有些职业更容易发生重金属暴露，如理发师、实验室工作人员、摄影师、牙医、建筑工人等。[3]由于重金属广泛应用于全球各大工厂中的许多工业过程，人类的重金属暴露量在过去50年中显著增加。更令人担忧的是，重金属在土壤、空气和水中的富集量也达到了历史最高水平，这意味着人体必须时刻处于防御状态，重金属暴露可对免疫系统造成危害。我无意制造恐慌，但重金属暴露的危害值得警惕！重金属是一大应激源，但人们往往忽略了它们的存在，因为我们很少考虑周围事物对身体的影响，比如家中的管道和常用的产品。

重金属同样存在于食物和水中。绿叶蔬菜和糙米等的重金属含量可能较高，因为它们易受化肥等助长剂的污染。您或许对汞中毒有所耳闻，过量食用海产品可能导致该问题，因为水中的汞会在海产品中累积。所以，即使您对海产品情有独钟，也必须坚持适量食用原则。如果您实在难以割舍美味的鲜虾大餐，请尽量选购高质量海产品，因为海产品质量越高，其体内的汞含量越低。口腔填充物同样可导致汞暴露。此外，食品加工过程也会产生重金属残留。

我们越早认识到周边环境、饮食和经常使用或接触的各种产品中含有毒素的事实，就越能降低身体的毒素总负荷。

如果您计划购买或租赁房屋（或公寓），请提前询问并严格评估其毒素暴露情况。值得庆幸的是，随着人们对重金属暴露防护意识的增强，如今越来越多的生产商开始避免使用重金属。但小心驶得万年船，我们仍然不可掉以轻心。

以下是主要重金属列表，以及最有可能导致重金属暴露的物品和场合。请将该列表牢记于心，以增强您的重金属暴露防护意识。

汞：汞可随发电厂排放的废气进入大气。[4,5]在美国，燃煤发电厂是汞排放的最大来源，实际排放量占总人为排放量的44%[⑤]。[6]汞的其他来源包括油、木材和含汞废弃物的燃烧。排入大气中的汞最终会进入水体，尤其是湖泊和溪流，而水体是鱼类和贝类的生存场所。此外，汞（尤其是甲基汞）会随着食物链向高等级鱼体内富集。

铅：与汞不同的是，铅会附着在土壤颗粒上，有时还会进入地下水。化石燃料、含铅汽油、含铅涂料，以及某些类型的工业设施都可能导致铅暴露。铅还被用于化妆品、电池、管道、陶瓷、弹药等产品中。如果管道发生腐蚀，其中的铅会渗入饮用水，这在新房中也可能发生。"无铅"供水系统中的铅含量仍然高达8%。[7]此外，以活塞式发动机为动力的飞行器一般使用含铅航空燃料，也可能导

[⑤]编者注：相关研究显示，中国汞消费量超过1000吨/年，占世界消费总量的50%。2010—2016年，生活垃圾焚烧过程中的汞输入量增长了3.66倍。2016年开始，大量汞随着飞灰进入固体废物。

致大气污染。虽然空气中的铅可能不会造成直接危害，但它会从空气中沉降到土壤、灰尘和水中。[8]

含铅涂料是土壤铅污染的一大常见来源，因为经过风吹日晒，建筑物或房屋外墙上的涂料会逐渐脱落并进入土壤。如果儿童在玩耍时与土壤接触，有可能误食其中的铅。在含铅土壤中种植的蔬菜同样存在铅污染风险。[9]随着含铅涂料的老化，铅会以同样的方式沉降到室内灰尘中。

镉：镉是一种常见重金属，吸入人体会引发肺部刺激。镉在肾脏中累积可导致肾脏疾病。根据美国国家环境保护局（EPA）的观点，镉可通过化石燃料（如煤、石油等）和城市垃圾的燃烧进入大气。抽烟者体内的镉含量是非抽烟者的两倍。对于非抽烟者而言，镉暴露的风险主要源自农场中农作物施用的磷肥。[10]

砷：根据美国有毒物质和疾病登记处（Agency for Toxic Substances and Disease Registry, ATSDR）的报告，砷天然存在于土壤和矿物质中，可通过扬尘或径流进入大气和水体中。如果居住地附近的岩石中砷含量较高，或者在工作中经常使用含砷产品，如处理木材、喷洒农药、铜（或铅）冶炼等，您便可能通过食物和水摄入少量的砷。少量砷摄入会导致恶心、呕吐、手脚发麻和异常心悸；大量砷摄入可导致死亡；吸入高浓度无机砷可引发肺部炎症或喉咙疼痛。[11]

锌：锌是一种天然矿物质，主要通过采矿和冶炼提取。所以，冶炼厂或工业企业附近的饮用水、土壤和空气中的锌含量可能较高。锌可通过多种渠道进入人体，比如吸入含锌空气，或者摄入被土壤中少量锌污染的食物或水。锌是人体必需的营养物质，但锌含量必须遵循适量均衡的原则。锌含量过高会导致胃痉挛、恶心和呕吐，久而久之还会损伤胰腺并引发神经系统紊乱。伊利诺伊州公共卫生局（Illinois Department of Public Health）称，如果锌冶炼厂的工人吸入大量的锌粉尘或烟雾，很可能罹患"金属烟雾病"。金属烟雾病发病急促，症状通常持续约两天，表现为发冷、多汗、身体虚弱和发热。[12]

镍：镍同样可以随着发电厂排放的废气进入大气。如果您居住在制造合金的熔炉、垃圾焚烧炉或发电厂附近，应密切关注镍的潜在暴露问题。根据美国有毒物质和疾病登记处的报告，镍的最大暴露风险并非吸入，而是源自食物，食物是镍暴露的主要来源。[13]土壤和洗澡水中同样含镍。您佩戴的首饰也可能导致镍暴露，因此应注意首饰的原料。

铊：铊是一种用于制造电子产品、开关和闭合装置的重金属。1972年之前，铊还被用于制造灭鼠剂，但美国目前已禁止生产含铊灭鼠剂。人体可以通过空气吸入铊，通过食物和水摄入铊，但空气和水中的铊含量极低。如果铊沉降到菜园里，最容易受影响的是自家种植的水果和蔬菜，因为铊能通过植物根系轻易被植物吸收。抽烟者体内的铊含量是非抽烟者的两倍。铊通常转移到肾脏或肝脏内，主要影响人的神经系统、肺、心脏、肾脏和肝脏。[14]

锰：和锌一样，小剂量锰摄入有益于人体健康。焊接工厂和钢铁生产工厂经常使用锰，所以在这两类工厂工作的人将面临高水平的锰暴露。水、空气、土壤和食物中均含有少量的锰，所以低水平锰暴露几乎无法避免。大量吸入锰会影响神经系统，并引发行为改变。

钴：钴主要通过镍、铜矿的开采以及石油和煤的燃烧进入环境。有观点认为，钴在环境中分布广泛，主要通过食物和饮用水进入人体。所以，彻底清理菜园、确保蔬菜安全有助于减轻钴暴露。吸入大量的钴可引发哮喘、肺炎和气喘；摄入大量的钴可导致甲状腺损伤、呕吐、视力下降、皮炎，甚至死亡。

铝：事实上，铝是地壳中含量最多的金属，常用于制造飞机、屋顶建材、壁板、铝箔、厨具、饮料罐等。铝粉还用于制造炸药和烟花，或用于食品添加剂、止汗剂、化妆品和抗酸剂中。食物是铝暴露的最常见来源，如泡打粉、面粉和着色剂。根据美国有毒物质和疾病登记处的数据，美国成年人平均每天通过食物摄取 7 ~ 9 毫克铝。[⑥]与食物相比，空气和水中的铝含量极低。有观点认为，高水平铝暴露可导致阿尔茨海默病，但目前尚无确凿的证据支持。此外，骨骼、大脑和肾脏疾病也被认为与高水平铝暴露有关。避免铝暴露的最佳方式包括杜绝食用加工食品、用不锈钢或玻璃厨具替代铝制厨具[15]、烘焙时用烘焙纸替代铝箔。

磷：磷常用于制造发烟弹、炸药、烟火制品、人造肥料和灭鼠剂。与其他重金属一样，磷暴露同样会危害人体健康。其中，白磷的毒性尤其强。军工产业工人面临的磷暴露风险最高。磷暴露会引发胃肠道不适，对肝脏、呼吸系统和肾脏也有影响。磷接触皮肤会导致严重灼伤。[16]

[⑥]编者注：2012年的一项食品安全风险评估显示，我国约有32.5%的居民膳食铝摄入量超过安全标准。

● 消除氧化应激

重金属累积会导致身体产生氧化自由基。氧化应激对人体有害，这也是我们应多吃富含抗氧化物质食物的原因，因为抗氧化物质有助于减轻自由基的有害影响。简言之，自由基是氧分子在压力之下分裂成两个氧原子而产生的。这种氧原子之所以称为"自由基"，是因为它们带有未配对的电子（也可以理解为它们缺少一个用于配对的电子），化学性质极为活泼。自由基会在人体内到处游走，寻找能配对的电子。在此过程中，它们会给身体带来严重伤害。所以，我们可以将自由基的出现视为人体失衡的一种表现。氧化应激不但会引发炎症，还会导致高血压、高血糖、糖尿病、早衰、癌症等多种病症。

氧化应激只是重金属累积导致的危害之一，而重金属是人体最大的炎症应激源之一。虽然我们无法保护自己完全避免重金属暴露，但可以采取措施降低其暴露程度，比如采纳本书建议进行生活方式的改变。

● 净化水质

饮水量与人体健康关系密切，水不但能促进体液循环，而且能为身体提供天然水分，增加皮肤的含水量及弹性。皮肤是人体的最大器官，皮肤细胞与其他细胞一样，主要成分都是水。如果身体脱水或者水摄入不足，皮肤会开裂、干燥或发炎。在出现这些症状时，您需要的不是拼命涂抹保湿霜，而是多饮几杯水来补充水分！

威斯康星大学麦迪逊分校（University of Wisconsin-Madison）的研究人员发现，水会首先进入其他各大器官，其次才是皮肤。[17]所以，皮肤保持湿润是全身水分充足的标志。

水是我们的日常必需饮品，建议大家养成足量饮水的习惯，每天至少饮用8杯（200毫升/杯）水。饮水习惯难以保持的最大原因是容易遗忘，因此建议您随身携带一个水瓶，将其放在触手可及之处，比如放在办公桌上或者其他常去的场所。您还可以登录手机应用商店下载一个提醒自己饮水的应用程序。但有些人却走向了另一个极端，认为自己每天必须饮用3~4升水，但我不建议这么做，除非您确有大量的饮水需求，例如，正在实施为期一周的排毒方案或者清水断食法；或者您经常运动，出汗较多；或者您是一位孕妇，或正处于哺乳期。以上情况下，日饮水量保持在8杯以上无可厚非。对于大多数人而言，长期每天饮用3~4升水并不可取。

柠檬能增加水的口感，柠檬水还具有保健功效。作为一天的开始，我会在每天早晨饮用一杯柠檬水，因为它不但能重启消化系统，而且能为身体提供充足的水分。柠檬汁还富含抗氧化物质，有助于消除体内氧化应激。柠檬汁制作起来很简单，将半个新鲜柠檬的汁水挤进一大杯水里，再将剩余半个泡进去即可。柠檬汁口感上乘，有益健康！

冷冻浆果也可以加入水中，它们同样富含抗氧化物质。只需将冷冻蓝莓或树莓放入水中，浆果中富含的抗氧化物质就会得到释放。上文提到，我们应限制水果的摄入量，但早上吃一些莓果除外。莓果水分多、糖分低，酸酸甜甜的口味还能满足我们对甜食的渴望，从而减少对含糖加工食品的摄入。

此外，我还喜欢向水中添加纯抹茶粉。先将水煮沸，再加入抹茶粉摇匀，口感清新的抹茶就做好了。抹茶富含抗氧化物质。有研究认为，抹茶的抗氧化物质含量是绿茶的137倍，是蓝莓的17倍。[18]作为咖啡的替代品，我还会用抹茶粉和天然坚果奶制作抹茶拿铁，这是一种超级抗炎饮料，能帮我开启新的一天。

同样重要的是，为了促进身体进行由内而外的修复[5]，保证充足的睡眠是您能做的最有意义的事情之一！

我的另一个重要建议是，购置一套高质量的水过滤系统！在为患者制订康复方案时，安装高质量的水过滤系统始终是重中之重，因为美国大约有30%的供水设施使用了含铅管道、含铅入户管线或含铅组件，所以饮用水中的铅很可能危害人体健康。[19]即使您认为自己家中的水质并无问题，我仍然建议您采取必要的措施确保水质纯净。美国自然资源保护委员会（NRDC）发布的报告显示，美国各地的自来水中均含有众多潜在致癌的污染物。他们还在自来水中发现了一些病原体，如隐孢子虫和鞭毛虫，这些病原体可导致消化不良症状，如腹泻和恶心。仅在2015年，美国自然资源保护委员会就接到了超过80 000起社区供水系统违反《安全饮用水法》（*Safe Drinking Water Act*）的报告，共有18 000个此类系统为近7700万人提供不安全的供水服务。[20]

所以，您每次从水龙头或饮水机中接水，或者饮用未经充分过滤的水时，都可能将细菌、重金属、残留药物等化学毒素带入身体。如果您使用未经过滤的水制冰，并用冰块制作饮料，也会导致同样的后果。如果不采取过滤措施，您的淋浴和盆浴用水也可能含有各种细菌和毒素。所以当您洗澡时，这些细菌和毒素就可能侵入身体！所以，洗澡水的质量与饮用水同样重要。

这并非耸人听闻，尤其是因为水承担着人体内所有的运输任务。它与全身细胞接触，负责润滑所有结缔组织，并发挥着重要的作用，如调解体温和传递热量。由于皮肤是人体最大的器官，而水是人体的主要成分，所以保证水质的重要性再怎么强调也不为过。

安装水过滤系统是我们为保障用水安全构筑的最牢固防线，但很遗憾地告诉您，如果您只有一台普通的冰箱水过滤器，这是远远不够的。简易型水过滤系统作用有限，完全过滤水中毒素的高质量水过滤系统才能保证您的用水安全。

在所有类型的水过滤系统中，我强烈推荐厨下式过滤器。这种过滤器安装在厨房的水槽下方，可在水槽上设置一个单独的水龙头，作为过滤水的专用取水口。厨下式过滤器的优点在于，您平时使用时根本不会注意到它的存在（不必每天向水箱中加水）。如果您需要清洗水果和蔬菜，或者需要接水，只需打开专用的水龙头，过滤器就会自动帮您滤除所有的重金属、污染物等。如果您租住在公寓或者在旅途中而无法安装厨下式过滤器，可以使用大品牌专为旅行者或租房者设计的便携式水过滤器。您可以将便携式水过滤器放在办公桌上，只需适时加水，即可随时享用洁净的饮用水。但在选购水过滤器时应确保其质量可靠，能够滤除一切有害物质。您可能会注意到，过滤后的水口感更佳！在我看来，保证一家人的用水质量能够带来安全感。

您甚至可以借过滤水做一次可视化冥想练习！接满一杯过滤水，仔细观察并感受它的纯净和神奇。然后细细品尝，想象纯净水流经身体的各个部位、修复身体损伤的场景。您甚至可以一边喝水一边在脑海中默念："纯净的水啊……请进入我的身体……流入每个器官……每个系统，我的身体受了伤，需要你来拯救。"请务必一试，您一定会爱上这种神奇的体验！

总之，高质量水过滤器能够滤除自来水中的重金属，如铅、镍、镉、汞、铬等，以及其他可能进入水源的污染物，如杀虫剂、毒素、细菌等。所以，安装水过滤系统是必要的。

● 尝试红光疗法

虽然鲜有人提及，但红光疗法同样值得强烈推荐。研究表明，红光疗法可以减轻炎症，缓解身体疼痛。您可以购买相关设备，在家中自行进行红光治疗。红光能够为细胞"增压"，使其为身体修复提供所需的能量。红光疗法的神奇之处在于，这种光线能为细胞提供"食物"！人体内的所有细胞天生经过"编程"，会竭力减轻炎症并呵护身体。当细胞因身体毒素总负荷过高而感到压力时，它们会调动一切资源，帮身体摆脱困境。

红光疗法能促进细胞再生。所以，我们可以将红光疗法比作给疲惫不堪的细胞喝一杯能量满满的浓缩咖啡。可以想象，细胞会立即迸发出生命活力。红光会引发细胞线粒体中的化学反应，从而减轻氧化应激，为细胞营造更有利的环境。充足的能量供应可确保细胞高效地完成本职工作！细胞充满能量意味着我们的身体将所向无敌。恢复生命活力是本书的终极目标，而红光疗法将帮您实现这一目标。我在前文提到，人们普遍受消化问题、经前期综合征、疲劳、睡眠问题、焦虑症和抑郁症的困扰，但"普遍"并不等于"正常"。如果我们能为细胞提供能量，还身体以健康活力，身体的整体感受也将大为改观。

目前，已有不少研究关注红光疗法的身体修复能力。2018年，巴西开展的一项著名研究表明，在接受红光疗法治疗后，关节炎症患者体内的细胞因子水平出现了下降，免疫细胞数量增加。另一项研究发现，得益于红光疗法，受试者的晨僵发作时间推迟了27.5分钟。红光疗法还可以促进人体分泌褪黑素，确保夜间睡眠安稳。红光疗法提高睡眠质量的观点同样得到了证据支持。研究人员发现，红光疗法可极大改善睡眠质量。鉴于其功效突出，我不仅个人坚持采用红光疗法，还经常推荐患者采用，所以建议您也尝试一下。此外，红光疗法可有效促进创伤或术后创口的愈合。只有为细胞提供一定的支持，细胞才能促进身体修复。

● **避免蓝光暴露**

在电灯问世以前（现代人很难想象古人是如何度过一个个漆黑夜晚的），人类的作息规律与大自然完全保持一致，日出而作、日落而息。古人的自然昼夜节律（身体的生物钟）与太阳的自然起落完全一致，这也是他们能时刻保持最佳身体机能的原因。然而，由于人造光线的影响（比如电脑和手机屏幕一天到晚发出的蓝光），我们会在太阳尚未升起的凌晨醒来，会在无孔不入的城市灯光中睡去，这些光线给人体的昼夜节律带来了不良影响。一旦昼夜节律失常，一切身体功能也将失去参照。这也是大多数人受各种症状困扰的原因。例如，即使在前一天晚上睡足了8个小时，有些人醒来后仍然感觉疲惫无力。还有些人在晚上辗转反侧无法入眠，或无法安枕。

另一个与睡眠相关的问题是半夜无缘无故的惊醒。昼夜节律紊乱还会使人在下午两三点感到萎靡不振、疲倦、饥饿或思维混沌。除了影响睡眠和精力，昼夜节律紊乱还会引发体重问题、身体内部失衡、饮食渴望、焦虑症、抑郁症等。由此可见，光线会引发一系列令人沮丧的健康问题！

人类的昼夜节律以24小时为一个周期（在拉丁语中，"昼夜节律"一词由"circa"和"diem"构成，意为"一天的轮回"），它决定着人体内众多的运行周期：除睡眠外，还包括食欲、消化等。如果您曾乘飞机环游世界，那么一定经历过极端的时差效应，这是身体固有的昼夜节律与目的地所在时区发生冲突所致。除了白天感到精疲力竭、凌晨四点仍然无法入睡、感到饥饿等症状外，您还可能因昼夜节律紊乱而出现身体不适。这也是有些人无法忍受在日出之前乘坐早班飞机的原因。既然您会因昼夜节律紊乱而感到浑身"难受"，那么当您熬夜盯着笔记本电脑、电视或手机屏幕时，它们在黑暗中发出的蓝光也会产生同样的效应！

如果您切实希望恢复身心健康，环境光线绝对是您需要特别留意的重要问题。建议您采纳下列建议，杜绝环境光线的影响，恢复昼夜节律。

一日之计在于晨，我们先从早晨说起。众所周知，早起是个好习惯，但我们醒来的时间很关键，应尽量与太阳升起的时间保持同步。所以您需要查阅本地的日出时间，并根据该时间设置闹钟。久而久之，您有望在不定闹钟的情况下自然而然地在同一时间醒来，因为此时您的昼夜节律处于健康状态。有些人不需要设置闹钟，也能轻松保持固定的作息规律，或许您的某个朋友、伴侣或家人就能做到。保持固定的作息规律并不是什么超能力，因为您也可以做到！我们每个人都有自己的生物钟，而且它已经做好了随时与大自然保持同步的准备。与大自然保持同步是一种十分美妙的体验。

当您从睡梦中醒来后，带着目标和期许下床，开始新的一天。在您睁开眼睛的那一刻，要心怀感恩，心态乐观！然后打开房门，沐浴在早晨清新的空气中，面对冉冉升起的太阳做一次深呼吸。建议您将户外活动列为早晨起床后的第一件事，因为这能激活皮肤和眼睛中的时钟基因（所以早上不要急着戴太阳镜），激活人体内负责制造能量的细胞。户外活动可以向生物钟传递信息，告诉它早晨已经来临，是时候开始新的一天了！此外，拥抱大自然、呼吸新鲜空气、适当地让皮肤晒晒太阳同样有益于身体健康。

待上述重要步骤完成之后，再执行晨间计划也不迟。

下午获得自然光照射是重置昼夜节律的一种重要手段。如果您从事办公室工作，且必须整天待在室内的话，请尽量在午休时外出走走，哪怕只能抽出5～10钟的时间。置身于户外的新鲜空气中，暂时忘却生活的琐事，用鼻子慢慢呼吸，让皮肤感受阳光的温暖，这些微不足道的改变会给您带来无尽的惊喜。而且从精神和生物化学角度看，户外放松确实有必要。

我喜欢光着脚在户外散步，以确保身体多接地气。沐浴在阳光下能促进身体合成更多的维生素D。事实上，维生素D并不是维生素，而是一种类固醇前体，是对免疫系统功能等众多生理功能都至关重要的激素。研究发现，自身免疫性疾病患者的免疫细胞对维生素D的反应良好，摄入维生素D可能有助于改善患者的病情。[21]在户外时，我习惯用鼻子深吸几口气。这些动作虽然微不足道，却能促进身体节律与大自然同步。

夜间光线的影响同样不容忽视！建议您在太阳落山时再去户外走走。夕阳的余晖能促进褪黑素（人体内的睡眠激素）的分泌。所以，傍晚外出散步有助于您改善睡眠质量。如欲保持身心健康，良好的睡眠是关键！

如果您无法外出散步，则应确保落日余晖能照进窗户，不被室内明亮的光线干扰。下列建议可帮您实现这一目标。如果您安装了调光灯，可在傍晚将其色调从正常的"日光"调整为琥珀色或暗黄色。如果使用普通照明灯，可在每个房间内加装一个琥珀色灯泡，并且傍晚只使用该灯泡照明。建议您将走廊和浴室的照明设备也更换为琥珀色夜灯，以避免白炽灯发出的亮光破坏身体的昼夜节律，这也是我的个人习惯。我认为更换灯泡十分必要，因为我的几个孩子尚且年幼，他们有的经常在睡梦中惊醒，需要安抚，有的离不开大人的时刻看护，还有的需要夜间喂养。在本书写作期间，我的家庭在3年内喜迎3个小生命，所以我需要尽力确保自己的昼夜节律不会因照顾孩子而打破！更换灯泡是我在夜间保持睡眠效率以及维持白天精力的法宝。

我已经将家中所有的灯泡都换成了调光灯，所以也请您从现在开始重视室内灯光的使用！除此之外，您的电脑和手机屏幕的色调也应在晚上调成暗色，建议您使用自动定时应用程序，以免偶尔忘记。手机的设置较为简单，只需打开"夜间模式"即可。

● 蓝光及其不良影响

我之所以特别强调手机和电脑光线问题，是因为根据紫外线等级，电子产品屏幕发出的光为蓝光——波长最短，但能量最强。除了蓝光，太阳还能发出红光、橙光、黄光和绿光。LED和荧光灯也能发出蓝光，您的手机和笔记本电脑也是。

电子产品发出的蓝光通过刺激视神经能够提高您的警觉性和注意力，同时提高您的心率。虽然电子产品发出的蓝光不如太阳蓝光强，但它能产生同样的影响。如果我们在日落之后还在使用手机、电脑或电视，身体就会继续暴露在蓝光中，从而扰乱我们的昼夜节律。室内的人造光也会导致同样的问题。日落之后过多暴露在人造光中会缩短或延长昼夜节律的周期。

光线干扰会导致昼夜节律失调，从而对人的入睡和睡眠保持能力产生不良影响。研究人员称："近年来，人造光的使用已经大大改变了人类的光环境，尤其是在傍晚和夜间。这可能导致人患昼夜节律失调性睡眠-觉醒障碍（CRSWD）的风险升高……尽管人造光的使用与CRSWD之间的具体关系仍然有待确定，但有确凿的证据表明，夜间光线的确能改变人类的昼夜节律和睡眠。"[22]

光线暴露会影响我们的行为模式。即便您已经刷完了牙，跳上了床，但如果身体持续暴露在明亮的灯光之下，您会发现自己毫无困意。在自然环境中，太阳落山时发出的昏暗光线会向全身每一个细胞发出信号，告诉它们该睡觉了！但由于人造光的影响，我们正在丧失这一机制。当您终于放下手机、合上笔记本电脑并闭上眼睛时，却感到睡意全无，因为此前的蓝光暴露刺激了您的警觉性。于是，失眠发生了。即使您后来勉强入睡，也可能无法进入深度、安稳的睡眠模式，这是您醒来后仍然感觉疲惫的原因。

《内分泌评论》（*Endocrine Reviews*）刊登的一项研究显示，"尽管室外光照水平并不总是导致视网膜光线暴露，但全球多达75%的人口夜间会暴露在光线之下。据估计，与仅使用自然光照明的人相比，现代人群从日落到入睡接受的光照强度提升了两倍有余。"[23]难怪人体各系统的生物钟会失去同步性！手机、电脑和电视屏幕夜间发出的光会使我们的神经比白天暴露在自然光下更加警觉。您或许认为自己是个晚上精力充沛、工作出色的"夜猫子"，但事实上，这可能只是您过度暴露在蓝光之下，身体出现紊乱的结果。您可能很享受做"夜猫子"的感觉，因为您能完成更多的工作，或者拥有更多的独处时间，但这会扰乱您的昼夜节律，并引发各种令人痛苦的病症。所以，睡前使用电子产品并不值得提倡。

严重失眠并不是蓝光对昼夜节律造成的唯一影响。哈佛大学开展的一项研究发现，因蓝光暴露而熬夜并造成昼夜节律延长的人血糖水平会上升，且增幅足以达到糖尿病前期水平。[24]研究人员还发现，受试者的瘦素水平下降了。瘦素是一种激素，主要功能是判断身体是否吃饱。它进入血液后有助于减少进食欲望，增加能量释放，抑制脂肪细胞的合成，进而减轻体重。由此可以推论，人造光对昼夜节律的破坏可能增加人患糖尿病和肥胖症的风险。

另一项刊登在《内分泌评论》上的研究称，"睡眠中断会在增加能量摄入的同时减少能量消耗，并使许多人产生胰岛素抵抗，而不良饮食会使问题进一步恶化。"

睡眠不足可导致体重增加。《美国国家科学院院刊》（*Proceedings of the National Academy of Sciences*）刊登过一项为期15天的住院研究。通过观察连续5天未获得充足睡眠的16名成年受试者，研究人员发现，"作为对睡眠不足的一种生理适应，人的食物摄入量会增加，以便为身体长期清醒提供足够的能量。如果食物能轻易获得，睡眠不足很容易造成饮食过量。"[25]该研究还证实了"睡眠不足可能导致超重或肥胖的生理与行为机制"。

虽然日落之后很难完全消除蓝光的影响，尤其是隆冬时节，当太阳在晚餐前落下或当街头灯光能照进您的室内时，但我们仍然有必要树立防蓝光暴露意识。虽然不必事事苛求完美，但我们可以通过某些改变来力所能及地改善自己的生活环境。有些手机可设置"夜间模式"，此时屏幕发出的蓝光会变为黄光。您也可以下载屏幕光线管理相关的应用程序，并在入睡之前打开它。如果您确需在睡前完成某项重要的工作或者回复几封电子邮件，建议您佩戴防蓝光眼镜。

每天晚上在同一时间关闭电子产品，这是同步自然昼夜节律的第一步。建议您在睡前一个小时关闭手机、笔记本电脑和电视，代之以阅读、伸展运动和冥想。让一切电子产品远离您的视线，为睡眠留出更多的时间，并营造有利于入睡的环境，从而促进快速入眠，提高睡眠质量。

我始终认为，身体最懂得如何修复自己。但如果暴露在导致内部失衡的应激源等干扰因素之下，身体很难维持正常运行所需的"内稳状态"。事实上，在错误的时间暴露在强烈的蓝光之下也是一种应激源。睡眠是身体保持自愈能力的法宝，身体需要与自然昼夜节律保持同步才能完成其本职工作。

如果您希望减肥、治愈自身免疫性疾病、重新焕发青春活力、提高精力、摆脱各种难治的症状，不妨先从避免蓝光暴露开始。

● **减轻电磁场暴露**

电磁场是一种重要的环境应激源。随着社会的发展与技术的进步，电磁场暴露正逐渐成为人们无法回避的问题。我是现代科技的忠实拥趸，我的生活一刻也离不开科技，我很享受科技带来的奢华和便利。所以，我无意制造科技恐慌，更不会鼓动人们将家中所有的现代科技产品统统丢弃，去过原始生活。但我认为有必要明确，在充分享受现代生活的同时，如何以一种简单而现实的方式消除电磁场的危害。电磁场暴露可能与您居住的区域有关（例如，您的居住地附近有较强的电磁辐射），也可能源自微波炉、手机、无线路由器等电子产品。电磁场过度暴露被认为会对细胞DNA造成损伤。问题的关键在于产生电磁场的设备，如手机、机场安检设备、笔记本电脑、蓝牙设备等。根据制造商的宣传，这些电子产品本身不会造成任何危害，因为它们只会产生"低水平"或"安全水平"的电磁场，但事实却与宣传大相径庭。我们几乎每时每刻都暴露在无穷无尽的电磁场中！由于我们已经被大大小小的电子产品包围，那些所谓的低水平电磁场叠加便形成了人体每天长时间接触的高水平电磁场。所以，强调单个电子产品产生的电磁场并无意义，我们更应该关注所有电子产品产生的组合效应。

尽量与大地亲密接触是有效减轻电磁场暴露的方法之一！这个过程又称"接地气"，即赤脚进行户外活动。接地气有助于减少源自有毒环境的自由基，同时减轻炎症，有助于身体进行调整并恢复平衡。

赤脚进行户外活动的时间越长越好。我喜欢在户外进行可视化冥想练习，闭上眼睛，静静地体验青草在脚趾间滑动的感觉，想象大地将电荷传递到我体内的场景，体会能量从脚心不断上涌的感觉。我能体会到自己正与周边世界建立紧密的联系，并且会花上几分钟时间进一步巩固这一联系。我很享受这种灵修，更重要的是，它能减轻身体的炎症。

为了了解接地气对身体循环的影响，盖坦·契瓦利埃（Gaetan Chevalier）、格雷戈里·梅尔文（Gregory Melvin）和蒂芙尼·巴索蒂（Tiffany Barsotti）招募了40名中年志愿者，并将他们分为试验组和对照组。[26]其中，试验组被要求直接坐在地上。研究人员运用热成像技术测试受试者的面部血液循环是否加速。

"热成像结果显示，（受试者）整个躯干的循环（包括血液循环）明显改善，这有助于身体向头部输送血液，并改善面部血液循环。这项创新研究的结果表明，即使人体仅与大地接触一个小时，似乎也能显著增强自主神经系统对体液和外周血流的控制。这可能有助于改善躯干和面部的血液循环，修复面部组织，恢复皮肤健康与活力，改善人的容貌。"

您在草地上赤脚行走的时间越长，越有利于身体的整体循环。所以，接地气是有效减少常见应激源的好方法。对于经常旅行的客户，我最喜欢给的一个建议是，在飞机着陆后尽快赤脚去户外活动。接地气能恢复身体机能，使整个旅途充满健康活力，或者在旅行结束后尽快使一切走向正轨。接地气相当于同时告诉大地和自己的身体："嘿，你们要尽快重新建立联系，谢谢！"

减少身边的电子产品同样有助于减轻人体的电磁场暴露。您真的需要整天戴着蓝牙设备来计算步数吗？这种设备对您真的有帮助吗？我们做任何事情都要进行效益费用比分析，所以我建议您认真审视每一件电子产品，以综合评估其实用性和电磁辐射水平。如果您使用电子产品是为了追踪睡眠、活动量和体温，并且发现这有助于您更好地控制自己的健康状况，那么为此承受少量的电磁场暴露未尝不可。但如果您佩戴科技产品或将手机放在身边只是为了方便随时查看社交媒体消息，我认为您必须有所节制，以免影响自己的心理健康。

此外，您还可以通过关闭电脑网络来降低办公室的电磁辐射强度，因为无线路由器是电磁场辐射的一大来源。与电子产品保持距离也有助于减轻电磁场暴露。例如，将手机放在远离身体的位置，与其保持至少一臂的距离；晚上睡觉时不要将手机放在枕边；

不要整天将手机装在口袋内，也不要连续几个小时漫无目的地盯着手机屏幕。积习难改，打破固有的生活习惯并不容易，但我们仍然要基于现实条件采取必要的措施，以提醒自己不要过度沉迷于电子产品。为了更好地监督自己，您可以严格限制手机的使用时间。有时甚至一句"你忘记远离电子产品的承诺了吗？"就足以将您拉回现实。即使每天进行一个小时的"数码排毒"，或者暂时远离所有电子产品，也能为身体恢复创造有利条件。一言以蔽之：关掉手机（或者调为飞行模式），关掉电脑，关掉人造光源。

优化皮肤的抗炎屏障

我们在前文深入讨论了饮食（天然食物和过滤水）和空气质量（洁净空气）对人体健康的影响，但您日常在皮肤上涂涂抹抹的东西同样不容忽视，因为您使用的护肤产品会经皮肤吸收。我经常告诫人们："不能入口的东西不要涂在皮肤上。"想必您无法接受像吃酸奶一样一勺一勺地吃护理液的行为，但您将它涂抹在身上，与直接吃下并无区别！所以，这是一个值得我们认真思考的严肃问题。

皮肤护理已成为我们在减少环境应激源时无法回避的话题。本章第二部分不仅涉及"常规护肤品问题"，还将向您介绍我最常用的皮肤护理方法，避免使用含化学毒素的护肤品的建议，淋巴引流法，以及其他减轻面部与身体肿胀的建议。

● 需要避免的化学毒素

首先，我们必须清除您在不知情情况下涂抹在身上的一切化学毒素！在选购化妆品、护肤品时应仔细阅读成分表，确保其不含对羟基苯甲酸酯、乙醇（酒精）、甲醛、邻苯二甲酸盐、十二烷基硫酸钠、香精等成分。与此同时，建议您对目前使用的产品进行评估，并丢弃一切含下列成分的产品！在健康危机期，我每天都会使用一种浓香型（实际上是一种剧毒）护理液。现在回想起来，才知道自己当年的选择给身体造成了多大的压力！好消息是，如今市面上有大量纯天然化妆品和护肤品供我们选择。我选购化妆品的经验之一是，纯天然产品往往成分简单，而且成分容易辨识，甚至能通过名称直接判断它们是什么。

为方便起见，我特意将美容产品中常见的化学毒素整理如下。[27]与书中其他列表一样，此举是为了增加您的知识储备，提高您的鉴别能力！

● 美容产品中需要避免的化学毒素[28]

苯扎氯铵：可对皮肤、眼睛和呼吸系统造成严重刺激，多见于防晒霜和保湿霜中。

叔丁基羟基茴香醚和丁羟基甲苯：二者均为合成抗氧化剂，多用于延长唇膏和婴儿护臀霜的保质期，属于内分泌干扰物，可能导致肝脏损伤。

煤焦油染发剂：作为一种煤炭加工副产品，通常用于染发剂和洗发水中，含有致癌物。

乙二胺四乙酸（EDTA）： 多见于染发剂和保湿霜中，可能具有器官毒性。

甲醛： 这是一种常见的化妆品防腐剂，可能引发哮喘，具有神经毒性和发育毒性，多见于洗发水、芳香泡沫剂和沐浴露中。

对苯二酚： 主要用于美白面霜中，可抑制黑色素产生，但是具有强烈的皮肤刺激性和器官毒性，甚至会致癌。

甲基氯异噻唑啉酮和甲基异噻唑啉酮： 在洗发水、护发素和沐浴露中用作防腐剂，可引发皮肤过敏或接触反应。

氧苯酮： 多见于防晒霜或防晒保湿霜中，不但会刺激皮肤，还会干扰内分泌。

对羟基苯甲酸酯： 如对羟基苯甲酸甲酯、对羟基苯甲酸异丁酯、对羟基苯甲酸丙酯等，它们都属于防腐剂，可防止洗发水、沐浴露、润肤霜、粉底和洗面奶中细菌和霉菌的生长，但会对内分泌造成强烈干扰。

邻苯二甲酸盐： 如邻苯二甲酸二丁酯（DBP）、邻苯二甲酸二辛脂（DEHP）、邻苯二甲酸二乙酯（DEP）等，它们可用作软化剂并能使产品保持香味，常见于合成香精、发胶、指甲油和塑料材料中。邻苯二甲酸盐不但会干扰内分泌，还会导致胎儿畸形。

聚乙二醇（PEGs）： 多见于防晒霜、面霜和洗发水中，制造过程中可能受到致癌化学物质的污染。

维生素A棕榈酸酯： 这是维生素A眼霜中一种常见的成分，其副作用为涂抹部位出现病变，以及对光敏感。

十二烷基硫酸钠和十二烷基米硫酸钠： 常见于沐浴露、洗发水中，但经常受到1,4-二氧六环的污染。

合成香料或香精：涵盖3000多种化学物质。美国法律规定，香精的配方为商业机密，成分表可不对外公示，所以您可能不知道其中是否包含化学毒素。因此，我建议您仔细甄别所有含合成香料或香精的化妆品，并尽量避免使用此类产品。

甲苯：指甲油中使用的一种石化溶剂，可导致胎儿畸形，并损害免疫系统。

三氯生和三氯卡班：多见于牙膏、洗手液和肥皂中，可损害生殖系统。[29]

被污染的水、空气中的刺激物、重金属、过度光线暴露……消除这些环境应激源对实现健康并保持生命活力具有重要意义。正是这些微不足道的改变相互叠加，最终能帮您消除各种炎症，走上康复之路。

建议您从本章建议中选择一两条，写在纸上，作为每周的行动目标认真执行。例如，您是否给卧室和浴室换上了琥珀色灯泡？您是否给自己设置了时间限制，以避免自己过度沉迷于手机？或者本周您是否计划做一次家庭大扫除，以清除室内的过敏原（记得使用无毒、安全的清洁产品）？对您而言，每一次微小的进步都意义重大，我由衷地为您感到骄傲。不积跬步，无以至千里。这些小进步累加在一起，最终定能帮您绘制出一幅健康、有活力的生命蓝图。

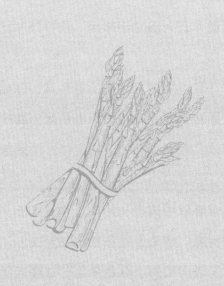

第十一章

增强免疫系统

言及炎症，免疫系统始终是绕不开的话题。事实上，炎症是免疫系统部署的一种"士兵"，其职责是保护人体安全，对抗各种类型的病原体。为了帮您强健身体、避免疾病侵袭，前文已经就降低毒素总负荷的最佳方式进行了深入讨论。我们可以通过减少应激源来增强免疫系统，从而为身体提供更好的保护。您希望拥有一个强大的免疫系统吗？如果答案是"想"，请继续阅读本章内容。

我习惯将免疫系统比作一支不可战胜的军队，它时时刻刻守护着我们的身体，帮我们应对体内兴风作浪的应激源。而且在现代社会，应激源频繁而持续影响着几乎每个人。从孩子幼儿园放学后打喷嚏，到按下数月都未消毒的电梯按钮，再到一不小心食用了不新鲜的西红柿沙拉，应激源几乎无处不在、防不胜防。更令人担忧的是，即使我们每次出门都穿上防护服，也无法保护自己不受各种潜在有害因素的侵袭。我无意制造恐慌，而且免疫系统也不希望我们完全隔绝所有有害因素。事实上，当我们不可避免地接触源自环境的有害因素时，免疫系统的职责就是充当人体的"防暴大队"。保护人体是免疫系统的本职工作，而且它做得有声有色，尤其是在我们采取措施给它"充满电"的情况下。但当免疫系统受损、工作力不从心时，人体健康就会受到影响。

免疫系统的职责

我们先来认识一下在幕后负责人体安保工作的"士兵"。您或许听说过白细胞的概念，它们其实是人体内的"白色骑士"。这群白细胞不停地在血管中巡逻，搜寻各种毒素、废物等一切不应该出现在体内的东西。一旦发现这些异物，"白色骑士"会高效清除它们。

白细胞可在发现异物之后的几分钟内迅速行动起来，将它们从人体内清除。其行动效率可以用叹为观止来形容！这意味着，当您和朋友外出散步时，当您做晚餐时，当您专心完成某件事时，白细胞都在兢兢业业地恪守岗位，消除体内的所有威胁，时刻保护您的安全。白细胞的非凡工作值得敬仰，您可以花点时间想象它在体内英勇作战的场景。这是一支不知疲倦地为您的健康和幸福奋斗终生的队伍。

此外，这支军队还是个多面手。由于引发链球菌性咽喉炎的抗原与引起食物中毒的抗原完全不同，所以每种白细胞都拥有各自的专长。

吞噬细胞是白细胞的一种，它可以吞噬遇到的抗原。与此同时，吞噬细胞还会发出信号并将抗原的信息传递给人体内的其他白细胞。所以，免疫系统拥有一支保卫人体的白细胞大军，而且这些白细胞之间还能相互交流！

在收到吞噬细胞发出的抗原信息后，T细胞会找到受感染的细胞并着手控制局势。此时，B细胞和辅助T细胞开始产生抗体，以防止身体出现进一步感染。设想一下，如果一位同事生了病，您不小心碰到了她用过的笔，且同事身上的"病菌"进入了您的身体。于是，免疫系统启动防御机制，白细胞迅速行动起来，吞噬细胞会消除抗原，直到危险最终解除！第二天，您的另一位同事称他可能也被上一位同事传染了。但由于您体内已经产生了抗体，白细胞能轻车熟路地迅速识别抗原，所以您能更加从容、高效地应对这次病菌侵犯。但如果您的免疫系统不但没有得到全面加强，反而有所削弱，那么您将不可避免地被患病同事传染。

从我们出生开始，随着抗原的不断入侵，免疫系统不断变得越发"聪明"和强大。为保护人体安全，免疫系统永远不会停止学习和成长的脚步。但就像人会感到疲劳一样，免疫系统也需要休息和营养支持才能发挥最佳效能。如果免疫系统由于身体毒素总负荷过高而始终处于超负荷工作状态，久而久之它的工作效率便会降低并陷入过度疲劳状态，这是由于身体暴露在大量应激源之中，免疫系统无法得到充分休整所致。

应激源不仅仅包括细菌等致病因素。当我们在手腕上喷洒含香精的香水时，当周边环境被雾霾笼罩时，当我们从邻居家喷撒过杀虫剂的草坪前经过时，或者当我们食用了太多含化学毒素的加工食品时，免疫系统也会被激活，因为这些同样属于应激源。虽然其中许多应激源无法避免（比如室外被污染的空气、公共厕所使用的化学清洁剂等），但也有不少应激源能避免。您为消除应激源、降低毒素总负荷所付出的努力越多，您的免疫系统功能就越强大。炎症抑制能力强大是免疫系统功能强大的体现。

强大的免疫系统不仅能保护人体免受疾病侵袭，还能帮助我们避免感染，在手术或发生创伤后促进伤口更快地愈合，有助于女性妊娠健康，使我们在频繁旅行或长期熬夜而感到疲惫不堪时迅速恢复最佳状态。人体与免疫系统是互惠互利关系，我们必须呵护免疫系统，就像它一直以来都在呵护我们的身体一样。

免疫系统与饮食

饮食应遵循三大目标原则：为身体提供养分、改善整体感受，以及促进身体健康。

如果身体获得了充足的营养支持，当您受到细菌、病毒、寄生虫和毒素侵害时，往往能更有效地应对。

前文提到，我并不赞成严格限制饮食的做法。有些患者认为，了解哪些食物和饮料会损害免疫系统对恢复健康很有帮助。但我不赞成一劳永逸地杜绝这些食物，只需对其有所关注和警觉即可。在特定的时候才需要彻底戒除，比如摄入某种食物后感到喉咙痛等身体不适时，或者当您即将开始一趟长途旅行时（长途旅行往往令人感觉疲惫不堪或容易生病），不妨暂时不吃那些炎性食物。减少炎性食物的摄入的确能提高身体的防御能力。

酒精：毫无疑问，我和其他年轻女性一样爱喝鸡尾酒。但如果您正在努力增强自己的免疫系统，酒精绝对有害无益。如果您无法控制自己的酒瘾，请尽量选择有机无糖葡萄酒。

高糖食品：血液中黏腻的糖会困住正在巡逻的白细胞士兵，使它们无法脱身，不能执行搜索抗原的任务！在恢复健康的过程中，我们完全可以通过食用能增强免疫系统的食物来满足自己的甜食渴望，例如吃一根黑巧克力棒或一把浆果。如果没有更好的选择，至少应将添加糖替换为蜂蜜等天然糖并严格控制摄入量。

加工食品：当您偶尔感觉疲惫时，没有什么比躺在沙发上吃一袋薯片更让人身心放松了，但加工食品绝对是您应该极力远离的对象。加工食品中含有的化学物质是不折不扣的应激源，只会增加白细胞的工作强度。所以，食用加工食品会分散白细胞的"注意力"或削弱其"战斗力"，引发体内炎症，进而损害免疫系统。

当您正在焦头烂额地赶进度时，客户或上司又将一个大项目交给了您，您因此被压得喘不过气……不良饮食对身体造成的压力与该情形颇为相似。为了消除饮食压力，建议您善待自己，多吃有助于增强免疫力的食物，为身体的最终康复提供动力！

泻盐浴

泡个舒服的泻盐浴是我最钟爱的抗炎方式之一！先将浴缸放满热水，再加入几杯泻盐。但在此之前请认真阅读泻盐和其他沐浴用品的成分表，以确保其无毒无害。想必您也不希望自己泡在一堆化学毒素中吧？泻盐产品应仅含泻盐或镁盐这些单一的成分。沐浴时加几滴天然精油能营造更加梦幻的氛围，例如具有深度放松功效的天然薰衣草油。为了进一步增强放松效果，我会在泡澡时听一些音乐或播客，阅读一本书，或者用笔记本电脑收看节目，因为对我来说，泡澡是难得的休整时刻！

如果条件允许，您可以每天泡一次泻盐浴，我建议每周至少泡1次（2～3次最佳），每次30分钟左右为宜。相信您会慢慢爱上泻盐浴的，因为它不但能放松身心，而且能提高人体内的镁含量，而镁是一种抗炎营养素。研究显示，高水平的镁可以改善精力，缓解夜间失眠或烦躁情绪。[1]此外，镁还能促进身体天然排毒，即刻缓解肌肉和关节炎症，消除面部等身体肿胀。如果您经常锻炼，或者您是一名职业运动员，亦或您经常感到关节隐痛，泡泻盐浴对身体的恢复尤其有益。

麦琪泻盐浴

1.将水调到合适的温度，向浴缸中放水。

2.待水放满后，给浴室稍微"布个景"！如点上几根蜡烛，放几首柔和的音乐，准备一本好书，或者打开一档您喜爱的节目。

3.向浴缸中加入1～2杯泻盐、4滴桉叶精油、3滴肉桂精油、2滴柠檬精油。这些精油有助于增强人体免疫力，保持健康。

4.缓缓地将身体浸入水中！我喜欢泡在水中时进行可视化冥想练习。闭上眼睛，想象泻盐正将毒素排出身体的场景。当毒素被排出后，您体内的白细胞士兵会感到自己重新充满了力量，并准备好再次投入战斗。做几次深呼吸，收回思绪，只关注当下，享受温水带给身体的美妙感受，感恩身体能得到片刻的放松。当您完全处于放松状态时，泻盐将继续发挥神奇的力量，帮助身体持续排毒！

浸泡20分钟到1个小时，期间可以读书、听音乐、看节目，或者继续进行可视化冥想练习。为了最大化利用时间，您甚至可以在泡澡时进行淋巴按摩，同时小酌几口柠檬水或抹茶饮！

淋巴按摩

我认为，淋巴系统本质上是人体的"垃圾桶"。帮助身体吸纳并清除不需要的各种物质是淋巴系统的本职工作，这意味着淋巴系统内经常充斥着各种毒素和代谢废物。淋巴按摩有助于身体更好、更快地排出毒素和代谢废物，帮助身体抵御感染，减少液体潴留。如果您在长途旅行后发现自己的面部出现轻微的浮肿，这就是淋巴系统被阻塞的迹象！此时进行淋巴按摩能极大地缓解症状！

提起淋巴按摩，大多数人首先会想到面部按摩，但实际上我们还可以进行全身淋巴引流按摩。全身淋巴引流按摩可帮助淋巴系统排出身体不需要的物质，从而减少全身性炎症，减轻肿胀，增强免疫系统。建议您每天做一次全身淋巴引流按摩，就像我们每天需要倒一次垃圾一样。如果垃圾持续堆积，整个房间将会臭气熏天。

健康源于身体内部的"清洁"。假如您走进一座门窗紧闭且从来没有彻底打扫过的破旧房间，会发现里面充斥着大量的霉菌，目之所及，垃圾遍地，地毯污秽，灰尘久积。毒素和脏污充斥房间的各个角落，甚至包括室内的空气！身处其中的您不禁作呕。

但假如您身处一个外形美观、造型别致、布局合理、窗明几净的房间，又会产生什么样的感受？您会惊叹于房间的一尘不染，陶醉于清新的空气，并享受透过洁净窗户照进室内的和煦阳光。室内的一切布置得井井有条，就像刚刚做完春季大扫除一样令人赏心悦目。我始终认为，在一个清洁空间内生活和工作能极大提高我的工作效率，显著改善我的身心感受。我们体内的细胞也是如此！

身体是我们的家园。家庭环境是"一尘不染"还是"污秽不堪"完全取决于您的选择。淋巴按摩有助于身体清除所有的垃圾、尘垢、霉菌和细菌，恢复家的明亮与洁净。所以，您应将淋巴按摩培养成一种日常习惯。为了便于实施，建议您遵循詹姆斯·克利尔（James Clear）在其著作《掌控习惯》（*Atomic Habits*）中倡导的"新旧习惯搭配实施"（habit stack it）原则，即将淋巴按摩与另一项日常活动搭配进行。[2]例如，如果您总是在起床后马上洗脸，那么可以养成在脸擦干后立即进行面部淋巴按摩的习惯。因为按照惯例，您会在擦脸后涂保湿霜。这一动作与面部淋巴按摩几乎如出一辙，既然如此，不如将二者合并进行，顺便给面部做个"水疗"。淋巴按摩不仅令人感觉舒适，而且能产生明显的效果，所以这是一个充满趣味又简单易行的好习惯。按摩之后，您甚至能观察到面部的明显变化，浮肿也消失了——想象一下开早会拍照时自己容光焕发的样子吧！

建议您使用天然无毒的护理油或护理液进行淋巴按摩，再辅以滚轮按摩器、天然玉石滚轮或刮痧石。我通常使用天然玉石滚轮和从健康食品店购买的护理油。先将护理油涂在面部，再用玉石滚轮按摩——从颈部开始，经过下颌，到达脸颊，再从鼻梁处向外滚动。除了护理油和护理液，您还可以根据个人喜好使用含天然成分的保湿霜或维生素E油，将其涂抹在面部和颈部。

玉石滚轮的另一端一般带有一个小滚轮，可用来按摩眼部下方皮肤。我有时也会使用面部清洁器，这类产品的按摩头能产生轻微的震动。首先用玉石滚轮将面部按摩一遍，再用面部清洁器重复相同的动作。面部清洁器能起到淋巴按摩的作用。

干刷

皮肤干刷是轻松去除全身皮肤死皮、促进血液循环的好方法，而且有观点认为，它还具有提神效果。干刷需要使用一种毛质较硬的木质刷子，干刷之前涂抹少量护理油能起到润滑效果。虽然对刷毛的硬度有一定要求，但毛质太硬会损害或划伤皮肤。所以，选购刷子时应确保刷毛软硬适中，以更好地帮助身体排毒，促进淋巴引流。干刷的关键是所有动作必须自下而上，朝着心脏的方向。

但干刷不可太过频繁，每周1~2次为宜，因为坚硬的刷毛在去除角质的同时也会对皮肤造成刺激，而皮肤需要适当的休息。此外，刷子在使用后应清理干净，因为干燥的皮屑容易在浓密的刷毛中堆积。顾名思义，干刷只能在皮肤干燥时进行，不可在淋浴或泡澡期间进行，也不可在洗澡后立即进行。

高质量睡眠

保证睡眠质量是确保免疫系统强大的重要一环。上大学时我经常注意到，每当我为了考试挑灯夜战或者周末熬夜后，身体都会感觉疲惫不堪。充足的睡眠是确保免疫系统高效工作的必要条件。事实上，免疫系统只有在人睡眠期间才会发挥最大作用。

人会在早晨起床后四处走动、进食、工作……总之，身体需要马不停蹄地执行各种任务。此外，人在清醒状态下更容易感到压力，比如您正在超市排长队，但马上重要的工作会议时间就要到了。精神压力和户外应激源（如汽车尾气、某个购物者喷了香味浓郁的香水、蚊虫叮咬等）会对免疫系统产生破坏性影响，因为它们会多方面分散免疫系统的注意力。这与您急于集中精力处理某件事但周围发生的一切却无法使您静下心来的情形如出一辙，例如孩子需要您辅导作业、家里突然响起了火警、电话已经响了两次、狗不停地叫、温控器需要调整等。

人只有保持平和、安宁的心境才能进入最佳工作状态，白细胞也是如此。这凸显了睡眠的重要性，因为睡眠有助于身体摒除所有干扰因素，使白细胞进入最佳工作状态。

值得一提的是，免疫系统会在我们睡眠时发出信号，召唤细胞因子帮忙。细胞因子可以增强身体对疾病和感染的抵抗能力。但在睡眠不足时，身体不会轻易释放细胞因子，从而影响免疫系统功能。所以，对于保持身体健康而言，睡眠是一项神圣的任务！

睡前习惯——促进褪黑素分泌

培养良好的睡前习惯是促进高质量睡眠的有效途径。下列睡前习惯能促进褪黑素的分泌，进而改善您的睡眠质量。

1. 睡前至少一个小时将各种电子产品收起来，代之以读书看报，或者写当天的总结日记。

2. 将室内所有灯光调暗。上一章提到，昏暗的光线会向身体发出睡眠信号。夜间持续的强光暴露具有迷惑性，使大脑误以为仍处于白天！如果您使用的是普通照明灯泡，建议更换为琥珀色灯泡；如果您使用的是调光灯，可以将灯光调暗。

3. 睡前数小时内禁食，以免到了就寝时间您的消化系统仍处于高负荷运转状态。

4. 设置固定的就寝时间。如果您的就寝时间为22：30，请督促自己在21：30之前远离所有的电子产品。

5. 为就寝营造仪式感，因为身体倾向于遵从习惯。例如，睡前向自己发出"该睡觉了"的信号，并且在每晚的固定时间躺到舒适的床上，您体内的生物钟更容易适应这种计划性任务。

6. 睡前对自己说："当我闭上眼睛时，我知道身体即将进入深度修复睡眠状态。安稳平静的睡眠有助于免疫系统发挥最佳功能，从而保护我免受病痛的侵袭，恢复身体的健康活力！我感恩身体白天付出的辛劳，愿意用这一夜的睡眠换取明天的精神振奋、身体强健。"您可以将这段话做成一张卡片，放在床头柜上，以便每晚阅读。如果您认为自己文笔出众，也可以自行编写一段"睡前祷语"。有意识地培养睡前习惯、确保充足的睡眠将为您带来意想不到的效果！

最后，我还要补充一点，情绪也会极大地影响免疫系统的防御功能。例如，恐惧、担忧和焦虑实际上会削弱免疫系统功能，使人更容易患病。如果我们能通过提高睡眠质量、改善情绪、补充营养和增加运动等方式增强免疫系统，确保其发挥最佳功能，它也会以同样的方式回馈我们！

第十二章

锻炼和运动

身体康复是一个涉及所有系统的整体概念。如欲使身体达到最佳状态，除了改变饮食习惯、消除环境应激源和端正心态外，运动同样是不可或缺的一环！

如果您不经常用脑，记忆力和智力会有退化的风险，同样地，如果您的身体"闲置"太久，也会产生上述风险。充足的血流和运动量是身体正常运转的前提。无数证据表明，体能活动能有效预防疾病、改善情绪。《加拿大医学协会杂志》（*Canadian Medical Association Journal*）刊登的一项研究指出，"缺乏锻炼是导致心血管疾病、糖尿病、癌症（如结肠癌、乳腺癌等）、肥胖症、高血压、骨关节疾病（如骨质疏松、骨关节炎等）、抑郁症等慢性疾病的一个可变风险因素。"[1]

缺乏锻炼引发的问题不胜枚举。该研究还发现，与不锻炼的女性相比，进行高强度锻炼的女性患乳腺癌的风险降低了20%～30%，而且锻炼使男性和女性患结肠癌的风险均降低了

30%~40%。负重运动能增加骨矿物质密度，所以进行大量阻力训练的人患骨质疏松的风险较低。经常锻炼还有助于改善情绪。越来越多的研究显示，体能活动能缓解一些严重的焦虑症和抑郁症症状。[2]

我从来不对患者的具体锻炼项目指手画脚，因为只有适合自己当前需求的才是最好的。但是，如果您正处于严重的炎症状态，减轻压力才是第一要务，不恰当的运动方式只会火上浇油。例如，我接诊的某些患者出现了严重的疲劳，他们每天都感觉身体衰弱，甚至严重到无法去附近的公园散步。运动同样应遵循适时适量的原则，拖着病体强迫自己从事高强度运动并非明智之举。对于此类患者来说，做一些短距离、低强度运动更为有益，比如每隔几小时在附近走一圈、做几次深蹲、摆动手臂或者在桌旁做一些瑜伽动作等。对身体冲击较小的无负重普拉提也是一种很好的选择！

您活动得越多越好，无论这些动作看起来多么轻微。运动还能促进血液循环、改善消化功能，并预防炎症。但运动不可急于一时，而应循序渐进。如果您醒来之后感到筋疲力尽，起床后立即锻炼或许不是明智之举。相反，您可以先给自己做一杯抗炎奶昔（食谱见下文）或优质果汁，待精力稍微恢复之后再进行锻炼。一切适合自己的锻炼方式都值得尝试！

运动能拓展大脑和身体其他部位之间的通路。如果您整日久坐不动，大脑将无法收到身体其他部位的信号反馈。运动还能有效促进身体各大系统的同步运行。事实上，您甚至可以一边阅读本书一边将手臂高高举起，然后稍微向左或向右弯曲，这也是舒展身体的良好方式。运动产生的大脑信号对消化系统功能至关重要，同时有助于排毒，进而净化身体。所以，动起来吧！

选择一种适合自身的锻炼项目

我无意督促您去健身房进行高强度锻炼、强迫您每天进行间歇跑训练或者马拉松训练，但如果您能适应较大的锻炼强度，并希望稳步提升自己的运动能力，尝试这些锻炼项目也未尝不可。事实上，适合自身的锻炼项目取决于您当前的健康状况，以及各种锻炼给您带来的不同感受——包括生理和心理感受。如果您今天早上醒来后去跑步，却发现自己不愿意在跑步机上多待一秒，那么对今天的您而言，跑步是一项弊大于利的运动。它会不断地制造压力，使您进入交感神经系统激活状态。第二天，当您起床后再次跑步时，可能感到浑身不适。这绝对不是培养锻炼习惯的正确方式！因为只有享受锻炼，我们才能从中受益。

《国际行为营养与体能活动杂志》（*International Journal of Behavioral Nutrition and Physical Activity*）刊登的一项研究评估了内在动力对锻炼的影响。[3]首先，找出一项您最不喜欢的运动项目——您从来都不喜欢，将来也不可能喜欢，然后将其与您真正喜欢的运动项目做对比。当您在脑海中对比这两项运动时，请仔细考虑下列问题。您为什么排斥这项运动，究竟哪些方面引起了您的反感？您对这两项运动分别有什么看法？对于那项您喜欢的运动，是哪些方面吸引了您，使您感觉身心愉悦并乐于从事该运动？在从事不同运动项目时，您可能会感受到能量水平的差异。有的运动使您昏昏欲睡，有的却使您兴奋异常！此外，您对不同运动项目的看法还会影响神经递质的释放。积极的神经递质能有效修复身体，减轻炎症，帮您最终实现康复目标。换言之，即使不做运动，对运动产生美好的期待同样有助于身心健康。

需要注意的是，倘若您因故无法锻炼，也不必强求！有些读者可能心情抑郁或者因疼痛难忍而无法下床，或者由于精力不济，无法独立完成上厕所、梳头等日常活动，更不必说从事各种或轻或重的体能活动了（包括散步）。如果您属于上述情况，请不要灰心丧气，因为我已经听到了您的心声。其实，我们可以另辟蹊径，从更简单的问题入手。例如，您喜欢哪种运动？如果您因卧床不起而无法运动，可以将锻炼计划适当延后。我曾经要求一位患者每天听着她最喜欢的音乐从床头走到床尾。我的要求很低，她只需在一首歌的时间内完成即可。如果她发现自己尚有余力并且愿意继续走走，直接点击"下一首"，重复上述动作，以此类推。小步慢走胜过裹足不前。

如果您没有喜欢的健身项目，也可以一边听歌一边做一些简单的运动。音乐和健身能激发身体的内在动力，这对于最终实现康复意义重大。研究发现，内在动力有助于坚持长期锻炼。所以，运动健身是一项长期修行，需要我们养成良好的锻炼习惯。我们不能像执行为期两周的排毒方案一样速战速决，因为没有哪种运动能使人在短期内恢复健康，运动需要锲而不舍的坚持。将长期锻炼培养成一种生活习惯才是关键。那么，是否存在某种能让您每周重复三次且不会厌倦的运动项目？哪些因素能激励您成为热爱并坚持运动的人？如果您爱好跳舞、远足、跑步、举重等运动项目，请持之以恒，热爱并享受肢体的运动过程，以及运动带来的修复效果。假以时日，您会取得令人难以置信的成效。幸运的是，我们如今有众多健身项目可选，总有一种适合您。

您可以报名参加各种健身课程，比如普拉提、动感单车、水中有氧运动等！其中不少课程都可以居家练习。例如，您可以在社交平台搜索在线瑜伽教练，或者下载健身类应用程序。骑健身车是一种足不出户就能出汗的好办法，而且不少健身车厂家建立了在线社区，用户可以与全球健身爱好者交流。我建议您积极尝试多种健身方法。但健身通常开始时容易，坚持下来却相当难。如果您尝试几次之后逐渐喜欢上了某种健身项目，再考虑注册会员，以免浪费金钱。您可以和朋友一起尝试，以便相互支持和监督。但如果您是个独行侠，也可以考虑早上慢跑或晚上散步，并将其培养成一种习惯。我们一家人几乎每天晚上都会在家附近散步，而且这逐渐成了我的一个小小期待。只有坚持从事自己热爱的运动项目，才能取得理想的效果。

此外，您还可以多项运动搭配进行，比如将长途骑行安排在周末，将在线瑜伽安排在工作日。研究表明，运动表现主要包括四个方面：力量、耐力、柔韧性和平衡感。[4]瑜伽可以锻炼人的柔韧性和平衡感，并在一定程度上增强人的力量；长途骑行可以锻炼人的耐力（并在一定程度上改善人的平衡感，尤其是当您在崎岖的道路上骑行时）。

最新研究发现，集体运动可以增强人的自信心。[5]所有学员同时跟随教练做流瑜伽等锻炼项目能改善身心感受！但如果您无法接受在人数众多的大房间内健身，也可以选择在线课程，一个人在家跟随教练练习。即便是与朋友外出散步，也有助于恢复您的自信心。

研究人员发现，心肺有氧运动除了具有上述益处外，还有助于消除炎症。《衰老与疾病》（Aging and Disease）杂志报道称，"经常进行心肺有氧运动可降低全身炎症标志物水平。"[6]

具体来说，"经常锻炼可以减少体脂量，减轻脂肪组织产生的炎症……锻炼还能促进肌肉分泌白介素-6（IL-6）。众所周知，白介素-6能提高抗炎细胞因子水平。"此外，"锻炼还有助于增加迷走神经活跃度，通过胆碱能抗炎途径减轻全身性炎症。"

所以，锻炼能产生双重益处。选择一项您最喜欢的锻炼项目，由易到难、循序渐进地坚持下去。最重要的是意识到运动是一件乐事，而非一件苦差事！

锻炼建议

您可以基于自己的炎症类型采纳下列锻炼建议。这些建议尤其适用于初级康复阶段人群。待您的身体逐渐强健之后，再根据个人爱好培养长期锻炼习惯。

● 肌肉与关节炎症

受肌肉和关节炎症困扰的人应从低强度训练入手，而不应贸然选择举重等高强度训练。游泳、瑜伽和普拉提都是理想的入门项目，它们有助于减轻炎症、促进循环，而且不会对肌肉和关节造成损伤。如果您正在从事高强度训练，请立即停止！

● 激素与甲状腺炎症

如果您的肾上腺出现了损伤，甲状腺功能出现了异常，或激素失去了平衡，说明您的健康状况已经亮起了红灯。尽管您的关节和肌肉尚未出现问题，但剧烈运动已经不适合您。此时，您更适合进行一些强度适中的重复性训练，比如做3组站姿哑铃弯举，每组重复动作8～12次。我之所以不建议您进行高强度训练（如8～12次哑铃弯举+20个俯卧撑上纵跳），因为这种锻炼方式虽然在某些情况下的确对身体有益，但并不适合目前身体状态的您。

● 糖引发的炎症

糖炎症并不妨碍您健身。事实上，高强度训练有助于您稳定血糖。建议您每天进行30分钟的高强度训练，以达到出汗的目的。相信我，您能行！

● 心理压力引发的炎症

研究发现，经常进行有氧运动有助于长期受焦虑症或焦虑情绪困扰的人摆脱交感神经系统激活状态，从而缓解身体的"战或逃"反应。[7]也有研究发现，冥想有助于缓解焦虑症合并抑郁症患者的病情。[8]如果您是一位抑郁症患者，建议您根据病情的严重程度选择不同的锻炼方式，例如外出散步、边举重边听音乐等。如果您症状严重到只能整天裹着毯子闭门不出，也可以在房间内四处走动。每天起床后活动几次，久而久之，您会惊喜地发现自己想去户外散步了。所以，一切努力都不会白费！

● 消化道炎症

如果您正在受腹胀或便秘困扰，进行心肺有氧运动将大有裨益，如在跑步机上跑步、骑自行车、爬楼梯、户外散步等。腹泻患者应选择的锻炼方式恰恰相反。经常腹泻者更适合通过健身房的力量训练器等器械进行训练。如果腹泻严重，建议您暂停高强度训练，以免训练时腹痛难忍，或者因内急而在健身房当众出丑。此时，您可以尝试一些简单的健身项目，如坐姿哑铃肱二头肌弯举。腹泻患者同样有必要进行心肺有氧运动，但应安排在腹泻稍微好转后。对于有消化道炎症的人而言，居家健身是一个理想选择，如做瑜伽、普拉提，骑健身车等。居家健身便于患者随时解决内急，保护个人隐私。

● 过敏、哮喘和皮肤炎症

如果您经常过敏或哮喘，可根据具体的致敏因素决定是选择健身房健身、居家健身还是户外锻炼。如果能通过无毒产品替换营造清洁的家庭环境，居家健身也是过敏或哮喘患者的最佳选择之一。出于卫生考虑，健身房经常使用大量含化学毒素的洗涤剂清洁器械，但结果往往适得其反。香水中的化学毒素可能加剧过敏症状，并导致头痛或皮疹。如果您对花粉等物质过敏，应尽量避免户外活动。皮肤炎症通常不会影响人的运动能力，所以患者可以尽情享受运动的乐趣！

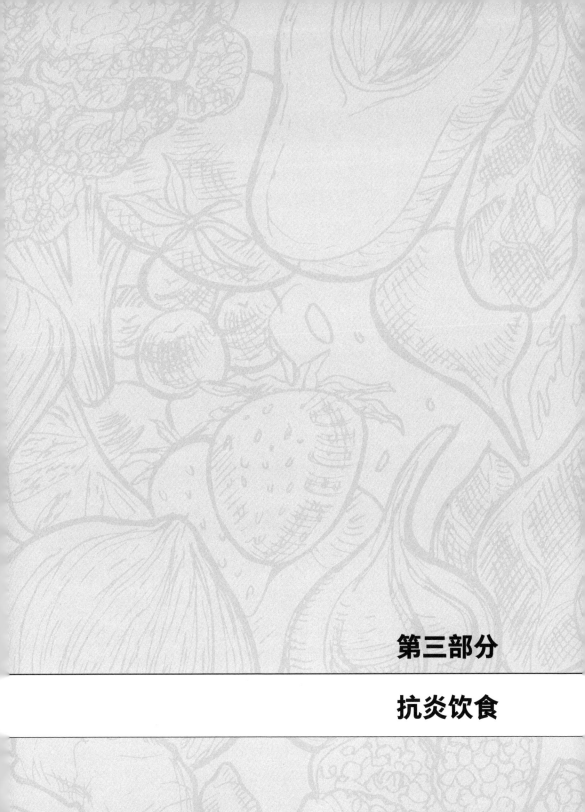

第三部分

抗炎饮食

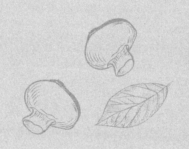

第十三章

食物采购与替换建议

前文曾多次提到，饮食是炎症的主要触发因素。我们已在第五章讨论了糖炎症以及现代化饮食含糖量过高的事实。本章将进一步探讨加工食品及其所含化学物质的危害。它们不但会引发肠道炎症，而且会导致炎症向其他部位蔓延。一言以蔽之，食物是人体的燃料！我们的饮食目标是改善身心感受，为身体提供天然能量，提高身体自身的修复能力，恢复天然生命活力，而不是任由黏腻的糖、白面粉影响身体这台机器的正常运转。

我认为有必要重申，肠道本质上是人的第二大脑。由于肠道内神经系统遍布，消化系统处理的物质会直接影响人的情绪、内分泌系统、激素分泌、皮肤和关节。人体各大系统是互联互通的，从您开始进食的那一刻起，这种相互影响就开始了！

您当前的饮食选择将对自己一生的健康产生影响。即使过去5年、10年甚至15年，您仍然会感念自己当初做出的正确选择，因为正是从这一刻开始，您将命运牢牢掌握在了自己手中，开始为自我目标的实现而努力。您赋予了身体更强的适应能力，尝试了新事物，全心全意地爱护自己，不断接受挑战并最终取得了成功！

食物采购戒律和基本原则

抗炎饮食方式从食物采购开始！与单纯罗列购物清单相比，我更喜欢自创食物采购戒律。当您去超市采购未来一周的食物时，重复采购戒律似乎更加有效，因为改变生活首先从改变心态开始！

采购是一个充满乐趣的过程，目标是通过摄入天然食物饱腹并为身体提供能量。食物采购戒律有助于您只采购有益于健康的食物。当您将每一件健康食物放进购物车时，会感觉距离实现完美自我的目标又近了一步。

您可以从下述列表挑选一条能引发您共鸣的食物采购戒律（也可以在每次购物时更换一条），然后根据自己的具体目标进行个性化修改。

- 我只吃纯天然食物
- 食物应该为身体提供营养
- 食物应该为身体带来充沛的精力和活力
- 自我爱护是我选购食物的原则
- 饮食应该以促进健康和提升生命活力为目标
- 我的饮食选择决定了我的身心感受
- 天然食物能够滋养我的身体

您还可以添加其他营养丰富的天然食物，根据个人需求制定个性化采购戒律，例如：

- 天然食物能为我的身体提供燃料，使我时刻保持最佳状态
- 为了提高运动能力，我愿意食用营养丰富的天然食物为身体提供燃料
- 我乐意为身体提供保持生命活力所需的一切营养物质，因为这会令我活力四射、光彩照人
- 我愿意以身作则，坚持健康饮食，通过天然饮食促进身体健康，为孩子树立榜样
- 为身体提供天然食物是我向它表达爱与感恩的一种方式。而且我相信，随着症状的完全消失，身体会以同样的方式回馈我

如果能遵循上述原则，您的购物车内将装满营养丰富的食物。当您从容地完成这次购物之旅时，您的心情会大为改观，脸上甚至洋溢出灿烂的笑容。相反，如果您的采购毫无章法，焦虑和压力将支配您的情绪。冲动之下，您更容易不理智地购物，继续选择过去常选的不健康食物。

购物时应多留意超市的角落，这是我的第一条购物原则，因为水果、蔬菜等天然产品的货架一般摆放在此处。超市的中心区域往往摆放加工食品，以及为了延长保质期而添加大量防腐剂等化学物质的食品。您远离不健康食品的意志越强，就越不会在路过相关货架时被那些食品吸引，包括那些以"有机"或"健康"为卖点的零食，因为它们并不像宣传的那样健康。

购物时尽量购买超市冷藏区的产品。例如，存放在冷藏区的鹰

嘴豆泥、蛋黄酱和牛油果酱往往更健康、新鲜；相比之下，超市中央货架上的罐装食品很可能添加了您应避免的化学物质。

还有一条基本的购物原则，采购的蔬菜应占绝大部分比例。除此以外，您还应尽量丰富蔬菜的种类和颜色，以便为身体提供丰富的植物营养素。每一种颜色代表不同的营养成分，能从多方面满足身体的需求。例如，您过去经常购买橙色的胡萝卜，下次可以尝试购买紫色品种；您过去经常购买绿色的柿子椒，下次可以替换为红色品种。饮食中含有的丰富多样的植物营养素有助于减轻炎症，带来巨大的健康功效。为减轻化学毒素暴露，请在条件允许时尽量选购有机产品。这些简单的食品替换将对您的健康产生积极作用。

储藏室大改造

开启抗炎生活方式可以从储藏室大改造开始。先抽出几个小时的时间仔细检查储藏室内的每一件食品，因为随着储备食品的耗尽，下一次采购将是您践行抗炎饮食的开端。您可能发现，自家储藏室内充斥着尚未吃完的零食、加工食品、罐装食品、几年前购买的香料等。此外，保持储藏室干净整洁有助于改善心情！

超市采购时应始终将"三大问题食物"排除在外。我不但始终践行该原则，还要求患者将它们从饮食中彻底排除。根据我的诊疗经验，这三种问题食物是大多数症状或自身免疫性疾病的元凶。如果我们能彻底杜绝这三种食物，就能从根源上减轻炎症，有助于身体实现快速自我修复。如果健康问题是一道方程，那么消除这三个变量将极大地简化解题步骤！万事开头难，您最初可能心生畏惧，但排除三大问题食物将使您重新恢复身体平衡，彻底消除困扰您数年乃至数十年的健康问题，一切努力都将得到回报！三大问题食物是指：

■ 乳制品

■ 糖

■ 含麸质食品（如果能做到的话，我建议您戒掉所有谷物）

现有临床经验和研究成果表明，如果您希望切实改善自身健康状况，并希望取得重大成效，那么完全排除或大幅减少这三种食物的摄入量有助于您尽快将愿望变为现实。但在此之前，您需要首先端正心态，避免诸如"啊，只要杜绝这些食品，我从此就能过上健康生活""可是我还是很想吃某某食物"或者"我只想享受生活"之类的不良观念。这些观念是恐惧和认识不足的表现。事实上，杜绝三大问题食物能为您的生活带来巨大改变。这是一个充满乐趣和奇迹的过程，也是一个激动人心的过程！您不但能改善自己的身心感受，而且能最终体会到强大的生命活力。所有人都会注意到，您的身体正在发生惊人的变化。当他们成为奇迹的见证者并意识到饮食改变给您的生活带来了巨大功效时，会纷纷加入您的行列。

您不必将储藏室中的所有罐装食品等包装食品统统丢弃，但很有必要丰富自己的抗炎饮食。为了打造真正意义上的抗炎食物储藏室，我们必须将储藏室内的大部分食物扔进垃圾桶！

首先，清除大部分罐装食品[⑦]、精加工食品、添加了化学毒素的

[⑦]编者注：即使产品标签上注明不含"双酚A"，但罐头盒一般由铝制成。铝是一种危害人体健康的重金属。

包装食品，以及含糖食品、乳制品或含麸质食品。应直接丢弃这些食品，而不是将其从食品储藏室转移到其他地方，或者放在某个不起眼的角落。为了满足自己偶尔的零食渴望，您可能会将曲奇饼干从这些犄角旮旯再次找出来，所以您必须清除周围存在的一切干扰和诱惑。正确的做法是，尽量将不健康食品统统丢弃，一切重新开始！如果您在践行抗炎生活方式期间继续保留含防腐剂等化学毒素的食物，并声称自己永远不会食用它们，这种行为与酒鬼将自己最爱喝的酒储存在酒柜中无异。只有尽量减少家庭环境中的诱惑，您才能更容易做出健康的选择。除旧才能迎新，此处的"迎新"是指打造一间井井有条、干净卫生且填满新鲜抗炎食物的储藏室，这些食物将由内而外地滋养您的身体，使您获得新生！打造一间让您忍不住发朋友圈的干净厨房和完美储藏室是我们的目标！

　　理想情况下，储藏室中不应存放含麸质食品、水果味零食、碳酸饮料、薯片、甜点和能量棒。

● 抗炎饮食

下列食品我们可以长期食用。

■ **足量的瘦肉蛋白**，如鸡肉、三文鱼和火鸡肉。

■ **各色蔬菜**，而且颜色越丰富越好，如柿子椒、洋葱、芦笋、西蓝花、花椰菜、胡萝卜、秋葵等。总之，一切您认识的蔬菜。

■ **新鲜水果**，如酸橙和柠檬（柠檬可用来制作排毒柠檬水）等柑橘类水果、蓝莓等具有抗氧化功效的浆果、苹果等。

■ **无麸质谷物**，事实上，我们不建议您食用任何谷物，但是长期如此大多数人做不到，所以您可以用无麸质品种替代含麸质品种。

■ **已知具有抗炎功效的调味品**，如肉桂、可可粉、姜黄等。

■ **健康脂肪**，尤其推荐富含ω-3脂肪酸的食物，比如牛油果、特级初榨橄榄油、坚果、椰子油等。ω-3脂肪酸具有极强的抗炎功效。

● 应避免摄入的成分

天然食物必然成分简单。如果您在购物时发现某种食品成分复杂，那么请不要食用。现如今，即使一小盒脆饼干也可能含有各种可疑成分。我购物时的一条简单原则是：仔细阅读包装盒或包装袋背面的成分表，如果其中含有名称较长的化学成分，就直接将其放回货架！在掌握这一购物原则后，我的不少患者发现他们的身心感受得到了大幅改善，因为如今许多包装食品或加工食品中都含有防腐剂等化学毒素，而我们甚至没有意识到它们的危害。因此，为方便起见，我将加工食品或包装食品中应避免摄入的成分整理成下面的列表。[1]如果您无法确定食品包装上的成分是否对人体有害，可对照下方列出的成分一一排除！

乙酰磺胺酸钾（Ace K，俗称安赛蜜）：一种有致癌风险的人造甜味剂，多见于无糖汽水、蛋白奶昔、酸奶和其他"无糖"产品中。

人工增味剂：一种能使食品和饮料呈现特殊口感的物质，比如樱桃味运动饮料。人工增味剂由100多种化学成分构成，而且潜藏着防腐剂等化学毒素。

人工甜味剂：研究发现，人工甜味剂能刺激人的食欲，增强人的摄糖渴望，从而导致体重增加。所以，请务必小心标签上带有"低热量""无糖""还原糖"或"减肥"字样的食品，其中很可能含有这种物质。

阿斯巴甜：常用作人工甜味剂，并且可能增加人患心脏病、白血病、脑瘤和淋巴瘤的风险。阿斯巴甜多见于什锦水果、蛋白奶昔、无糖碳酸饮料等所谓的"无糖"食品中。

偶氮二甲酰胺：一种面粉增筋剂，多见于三明治面包等烘焙食品中（也被用于制造瑜伽垫和鞋底），世界卫生组织认定它与过敏和哮喘有关。

叔丁基羟基茴香醚（BHA）：一种合成防腐剂，不但会扰乱内分泌系统，而且有致癌风险。叔丁基羟基茴香醚常用于保存汤罐头、薯片、香肠、意大利腊肠、意大利面酱等食品。

二丁基羟基甲苯（BHT）：一种合成防腐剂，可干扰肠道向大脑发出的饱腹感信号，扰乱内分泌系统，并引发癌症。二丁基羟基甲苯常用于保存坚果、蛋糕粉等食物。

食用青色1号（亮蓝色素）：一种提取自石油的人造蓝色食用色素，多见于水果味零食中。美国食品药品监督管理局（FDA）发现，食用青色1号能使结肠变成亮蓝色，引发顽固性低血压或代谢性酸中毒，并增加食用者患肾脏肿瘤的风险。

过氧化钙：一种经过深度加工的漂白剂和面粉改良剂，会刺激眼部、皮肤和呼吸道。目前，欧洲、中国和美国已经禁止一些天然食品店使用过氧化钙。

丙酸钙：一种霉菌抑制剂，多见于膨化食品、面包等烘焙食品中。根据《儿童健康杂志》（*Journal of Pediatric Child Health*）的报道，丙酸钙可导致儿童出现躁动症状和睡眠障碍。此外，丙酸钙还会对成年人的胃黏膜造成损伤。

芥花油：一种精制食用油，多见于冷冻食品、调味汁、零食中。芥花油的精炼过程需要使用多种化学溶剂，如漂白剂、中和剂和除臭剂，因此容易受到这些化学毒素的污染。芥花油的最大风险来自其提炼过程中使用的己烷，这是一种神经毒素。

焦糖色素：一种棕黄色食用色素，多见于煎饼糖浆、咖啡店饮料、熟肉、碳酸饮料和麦片中。焦糖色素可通过加热氨水和亚硫酸盐制备。2014年，消费者联盟（Consumers Union）向美国食品药品监督管理局递交请愿书，要求制造商将焦糖色素列入产品的成分表，并且禁止其用于天然食品中。

卡拉胶：一种增稠剂，多见于椰奶、白软干酪、咖啡奶精、冰激凌、杏仁奶、大豆奶和熟肉中。过量食用卡拉胶会抑制人体对钾等矿物质的吸收，还会造成肠胃不适。

纤维素：一种增稠剂，多见于各种芝士条、混合香辛料、煎饼糖浆，或者标注"高纤维"或"添加纤维"字样的食品中。纤维素可导致炎症、消化问题和体重增加。

柠檬酸：一种防腐剂，也是一种酸味增味剂，多见于某些能量饮料、橘子味碳酸饮料、瓶装冰茶、罐装西红柿、糖果、风味薯片和婴儿食品中。柠檬酸实际上是一种源自柠檬的天然成分，但作为添加剂使用会导致蛀牙，刺激消化系统，因此需要注意添加量。

玉米油：一种精炼食用油，多见于微波炉爆米花、什锦零食、椒盐卷饼、香肠、薯片和饼干中。和芥花油一样，玉米油的精炼过程也会使用具有神经毒性的己烷。

玉米糖浆：一种由玉米深度加工制成的糖浆，但用于生产玉米糖浆的玉米通常会被杀虫剂污染。

棉籽油：一种提取自棉籽的食用油。由于棉花生长期间需要喷洒大量的农药，棉籽油中通常会有微量的农药残留。此外，棉籽油的化学提炼过程同样需要使用己烷和漂白剂。

双乙酰酒石酸单双甘油酯（DATEM）：一种提取自芥花油或大豆油的面粉改良剂，多见于烘焙食品、脆饼干中。双乙酰酒石酸单双甘油酯可能是反式脂肪酸的来源。经常摄入反式脂肪酸可对人体造成严重危害，因为它会增加人体内的"有害"胆固醇，并导致心脏疾病。反式脂肪酸是一种有百害而无一利的成分，应尽量避免摄入。

右旋糖：一种由玉米深度加工制成的糖，多见于肉条、速冻餐食、薯片和蛋糕粉中。由于使用了通常被杀虫剂污染的转基因玉米，右旋糖与玉米糖浆一样对人体有害。

聚二甲基硅氧烷：多见于橡皮泥和炸薯条中，也常见于酸奶、油炸食品和苏打饮料中。作为一种消泡剂，聚二甲基硅氧烷过去曾用于牛奶中，如今已被禁用。

强化面粉和漂白面粉：精加工面粉，多用于制作烘焙食品。由于精加工面粉营养价值不高，所以一般会添加合成纤维素。此外，用于生产强化面粉和漂白面粉的小麦通常喷洒过除草剂。

赤藓糖醇：一种糖醇类甜味剂，多见于无糖饮料、布丁、酸奶和甜菊糖产品中，可对消化系统产生有害影响。作为一种糖的替代品，糖醇中的热量和碳水化合物含量更低。然而糖醇会扰乱肠道菌群，即使少量摄入也可能导致腹泻和头痛。

高果糖玉米糖浆（HFCS）：多见于软饮料、番茄酱、曲奇、麦片、酸奶、能量棒和糖霜中。其中，高果糖玉米糖浆-90（HFCS-90）中的果糖含量最高，约为90%。任何一种果糖摄入过量都可能导致心血管疾病、高血糖和肥胖症。

麦芽糊精：一种深度加工的淀粉产品，可用作甜味剂、防腐剂和增稠剂，多见于布丁、芝士通心粉和果汁粉中，它会扰乱肠道菌群。

单甘油酯和双甘油酯：能将各种成分融合在一起的乳化剂，常见于奶油三明治、花生酱、植物奶精和玉米饼中。单甘油酯和双甘油酯均含有人造反式脂肪，可增加人患2型糖尿病和心脏病的风险。美国疾病控制与预防中心指出，单甘油酯和双甘油酯每年可引发至少20 000起心脏病。

谷氨酸钠（味精）：一种人工增味剂，多见于调味汁、速冻餐食和薯片中。谷氨酸钠能增强人的食欲，增加食物摄入量，还会导致抑郁症、头痛和肥胖症。

天然增味剂：由天然成分制成，这也是它们与人工增味剂的最大区别。天然增味剂同样含100多种化学成分，而且几乎所有加工食品中都有它们的身影。

纽甜：一种比阿斯巴甜危害更大的人工甜味剂，多见于口香糖、无糖果汁、碳酸饮料、果汁粉中。

对羟基苯甲酸丙酯和对羟基苯甲酸甲酯：它们是两种合成防腐剂，也属于内分泌干扰物，可导致生殖问题和乳腺癌，多见于玉米饼、糖霜和甜品小食中。

部分氢化油：在化学加工过程中被固化的一种油脂，多产生于某些有害油脂的生产过程中，如转基因大豆油、棉籽油、芥花油等。部分氢化油常见于曲奇、脆饼干、烘焙食品和植物奶精中，可增加人患糖尿病和心脏病的风险。

没食子酸丙酯：一种防腐剂，可增加人内分泌紊乱和患肿瘤的风险，多见于香肠、馅料中。

食用红色素3号（赤藓红）：一种提取自石油的人造食用红色素，多见于马拉斯奇诺樱桃（常被附加在鸡尾酒和雪糕等食物中的小型腌渍甜樱桃）、香肠外皮、糖果和草莓味牛奶中。目前，食用红色素3号已被禁止用于化妆品，但在食品中仍被允许使用。

食用红色素40号（诱惑红）：另一种提取自石油的人造食用红色素，也是美国常用的人造色素，多见于冰棒、燕麦棒、软饮料、樱桃馅、什锦水果、冰激凌等食品中。欧洲规定，含食用红色素40号的食物必须带有醒目的警告标识，并注明"可能对儿童的活动能力和注意力产生不良影响"。

苯甲酸钠和苯甲酸钾（E211和E212）：两者均为合成防腐剂，多见于糖浆、腌菜、酱汁、软饮料中。苯甲酸钠（或苯甲酸钾）与抗坏血酸（或异抗坏血酸）反应可生成苯，苯能致癌。

硝酸钠和硝酸钾（E251和E252）：两者均为合成防腐剂，多见于香肠等熟肉中，可增加人患癌症的风险。

磷酸钠：一种每天都可能吃到的防腐剂，多见于熟鸡肉、冷冻甜品、仿芝士片、布丁、汤罐头等食品中。经常摄入磷酸钠会增加人患慢性肾病和心脏病的风险，还会加速衰老。

大豆油（植物油）：多用于制作沙拉酱、脆饼干、什锦果干、汤、酱油、曲奇和速冻餐食，会导致人患肥胖症、心血管疾病、自身免疫性疾病和癌症的风险增加。大豆油通常残留有草甘膦（一种除草剂），世界卫生组织已将草甘膦定义为一种潜在致癌物。

大豆分离蛋白：一种提取自大豆面粉的蛋白质补充剂，可导致激素紊乱，多见于蛋白粉、速冻餐食、素食汉堡、素食热狗和蛋白质能量棒中。大豆分离蛋白含有的草甘膦残留可能导致肾病、自闭症和胎儿畸形。

三氯蔗糖（善品糖）：一种人造糖，可导致白血病和体重增加，多见于无糖碳酸饮料、布丁、什锦水果、口香糖、冰茶和酸奶中。

甜菊糖（莱苞迪苷A或莱苞迪苷B）：一种由甜叶菊深度加工而成的低热量甜味剂，多见于康普茶、椰子汁和蛋白质能量棒中。但甜菊糖在提取过程中会受到甲醇、乙醇和异丙醇等化学物质的污染，其中一些已被证明会致癌。

合成维生素：即实验室制造的维生素，如维生素A棕榈酸酯、硫胺素（维生素B_1）、叶酸、抗坏血酸（维生素C）、核黄素（维生素B_2）等，多见于标注"浓缩"或"强化"字样的食品中。个别食品中的合成维生素含量已严重超标。

木薯淀粉：可在无麸质饮食中替代小麦，但其升血糖指数甚至超过了精制糖。

特丁基对苯二酚（TBHQ）：一种合成防腐剂，常见于微波炉爆米花、花生酱巧克力、冷冻比萨和脆饼干中。可引发视力障碍、儿童行为异常、频繁食品过敏和胃癌。特丁基对苯二酚可影响T细胞，从而导致人对贝类、蛋类、小麦和牛奶过敏。目前，该物质已被日本等国禁用。

二氧化钛：一种具有增白和增亮效果的人造色素，对人体具有较强的毒性，可造成细胞损伤，多见于糖粉、棉花糖、白软干酪、酸奶、糖果和蛋黄酱中。

香草醛：一种具有香草口味的人工增味剂，燃烧时可释放致癌物。

食用黄色素5号（柠檬黄）和食用黄色素6号（日落黄）：两种人造食用黄色素，多见于芝士通心粉、腌菜、薯片和水果味零食中。

读到此处，想必您已经明白我为什么建议您只吃天然食品及容易辨识成分的食品了！假如您购买了有机苹果，那么您甚至不必查看上述列表，便可以直接断定它是健康食品。

食物替换建议

● 将小麦面粉、精加工面粉或强化面粉替换为无麸质面粉、椰子面粉或杏仁粉

最简单的方法是直接使用无麸质面粉，因为无麸质面粉同样可以制作各种您喜欢的美食。小麦面粉与无麸质面粉的替换比例为1:1。我平时使用无麸质面粉制作祖母传给我的经典食谱中的食物，甚至没有人能吃出其中的差异。无麸质面粉与小麦面粉口感相同，但它给身体带来的炎症负担要小得多。椰子面粉和杏仁粉也是小麦面粉的理想替代品，但其替换比例不同。所以，如果您不希望改动食谱或者不愿意尝试椰子面粉或杏仁粉，只使用无麸质面粉也可以满足您的烹饪要求。但许多不含谷物、糖和乳制品的食谱都需要用到椰子面粉或杏仁粉，所以我建议您在家中常备这两种面粉。完全不用谷物也能做出色香味俱全的美食！鼓励您大胆尝试各种具有抗炎作用的烹饪和烘焙方法。

● 将蔗糖替换为天然甜叶菊或原蜜

无论您烘焙哪种美食，都不宜使用粒状白糖！建议您把精制糖、加工食品和储藏室的过期食品一起扔进垃圾桶。天然甜叶菊和原蜜是精制糖的理想替代品，但仍要遵循适量使用原则，主要满足您偶尔产生的摄糖渴望。这再次说明，"适量"是所有饮食都应该遵循的原则。不再储备糖并不等于您以后不再吃糖（除非这是您的愿望），只是不再将糖放在家中，不再用它烹饪和烘焙。如果您偶

尔吃一次糖，只要不太频繁，并不会对身体造成严重危害。而且
您会发现，戒糖之后，一家人的情绪、睡眠质量和病情都会有所
改善。

● 将普通意大利面替换为无麸质红扁豆意大利面

普通意大利面的原料是麸质谷物，含有大量快速释放型碳水
化合物，因此可在人体内快速转化为葡萄糖，导致血糖水平飙升。
有些谷物在生长期还会被喷洒化学药剂。所有这些因素都会导致炎
症肆虐。我一般使用无麸质红扁豆意大利面替换普通意大利面，红
扁豆不仅口感好，而且富含膳食纤维和蛋白质，具有极高的营养价
值！所以我通常会在储藏室储备一盒无麸质红扁豆意大利面。

● 将碳酸饮料替换为更健康的碳酸水

碳酸饮料（包括无糖品种）是您在践行抗炎生活方式时必须避
免的饮品。事实上，您之所以爱喝碳酸饮料，是因为身体对清爽的
碳酸产生了渴望，或者是您已经养成了喝碳酸饮料的习惯。气泡水
和使用甜叶菊制作的天然苏打水是普通碳酸饮料的理想替代品，它
们不但能满足您的渴望，而且不会使身体陷入精制糖和化学毒素的
泥潭。但归根结底，水才是最理想的饮品！相比之下，人体不需要
碳酸，更不存在"健康"的碳酸饮料。不过将普通碳酸饮料替换为
天然碳酸饮料同样是朝正确的方向迈出了一大步——我为您所做的这
一切感到无比骄傲。

改变物品的摆放顺序同样是储藏室大改造的乐趣之一。作为践行抗炎生活方式的开端，新的摆放顺序能起到时刻警醒的作用。建议您勤擦拭储藏室的置物架，甚至可以购买大玻璃瓶等容器来盛放无麸质面粉等。保持储藏室常用常新能激励您积极践行充满活力、营养充沛的新生活方式。储藏室改造好之后，不妨将您的改造成果发到社交媒体上，以供其他人学习。

我还会在其他必要之处做出一些小的改变。例如，食用色素几乎是每个经常制作烘焙食品的家庭或有孩子家庭的必备食材。除了健康食品店，您还可以通过其他渠道购买天然无毒食用色素，或者利用新鲜蔬果为自制食品上色。在选购烘焙和烹饪食材时，请尽量选择不含糖和化学毒素的天然产品。我家经常烤蛋糕、巧克力布朗尼和曲奇，但从来不使用含化学毒素的食材。使用无麸质有机食材制作的巧克力布朗尼更有益于健康，口味甚至比普通巧克力布朗尼还要醇香可口。既然市面上有不含糖和化学毒素的产品可供选择，我们就不应继续使用充斥着各种化学毒素、可引发疾病（包括癌症）的食材。将普通食材替换为健康食材并不会导致口感变差。设想一下，当您打开干净整洁、井然有序的储藏室时，当您捧起一本食谱准备做饭时，当您制作生日蛋糕时，这些健康食材不但可以满足您的味蕾，而且有助于抚平伤痛、减轻炎症。带着对未来生活的美好期待，您的脸上会不自觉地洋溢出灿烂的笑容，这正是我希望看到的。我很欣慰您愿意做出改变，去体验更充实、有活力的生活！

● 适合储备的主食

人都有好奇心，所以我认为有必要向读者分享我储藏室中经常储备的主食。

■ 无麸质快熟燕麦。

■ 香料：如肉桂和姜黄（姜黄是一种功效突出的抗炎香料），我通常在制作抹茶或拿铁时将其加入，有时也会将其作为烤蔬菜的佐料。

■ 奇亚籽：适用于制作沙拉。

■ 亚麻籽：可将其加入奶昔、燕麦饭、煎饼或华夫饼中，也可以撒在沙拉和熟蔬菜上。

■ 由植物或胶原蛋白制成的有机蛋白粉：我通常使用香草和巧克力口味的有机蛋白粉制作奶昔，这是我每天必食的！

■ 胶原蛋白：具有突出的护肤、抗炎和促进肠道健康功效，能与各种热饮、冷饮和餐食轻松搭配。可以将胶原蛋白分成小包放在储藏室，外出旅行或暂时外出时也可以携带。蛋白粉和胶原蛋白适合制作奶昔、燕麦饭、煎饼、华夫饼、松饼、自制能量棒、巧克力布朗尼等。

■ 黑巧克力：我还喜欢在储藏室中储备一些黑巧克力，以备饭后想吃甜点时食用。但购买黑巧克力时应确保其不含糖，且可可固形物含量不低于70%。黑巧克力富含镁，是一种健康的甜食。

■ 各种油脂：椰子油、牛油果油、特级初榨橄榄油和核桃油是我的最爱。这些油脂可用于烹饪和烘焙。油脂的使用应遵循多样性和常轮换原则，以增强免疫系统，减轻炎症。

● 零食

零食问题同样需要重视，因为储藏室大改造会将您之前钟爱的零食全部丢进垃圾桶，包括椒盐卷饼、薯片、曲奇、水果味零食、什锦果干、能量棒等。当您立志践行抗炎生活方式时，天然零食将起到至关重要的作用。

天然零食通常需要存放在冰箱里，并可能使您彻底改变传统的零食观念。零食其实与普通餐食无异，只是分量较小，例如一碟蔬菜、几个鸡蛋、一勺原味坚果酱配蔬菜条、昨晚的剩餐、一个牛油果肉馅包、一份奶昔等。富含蛋白质、脂肪和膳食纤维的零食不仅具有较强的饱腹感，还能维持血糖和激素水平稳定，改善人的精力和身心感受。相比之下，传统零食只会导致精神崩溃、脑雾和更严重的饮食渴望。我们爱吃的加工零食无法在下午为身体补充能量。身体或许根本"不需要"这种零食，但食品生产企业却不断地怂恿我们，"一日三餐之间吃些零食是再正常不过的事情。"但事实并非如此，有时减少进食次数反而更有益，因为随着消化负担的减轻，身体能拥有更长的休息时间。这实际上也是一种"重启"。

我将在第十六章分享我钟爱的零食、甜点、早餐、午餐和晚餐。

外出就餐小建议

心态决定一切。去餐厅就餐并不等于向现实妥协——继续食用让您感到疲劳等不适的传统食物。您在外出就餐时不必苛求完美，也不必担心偶尔食用一次传统食物会对身体带来危害。相反，偶尔外出就餐有助于您长期践行健康的饮食方式，更加珍惜自己当前选择的饮食方式。您应始终对每一口饭菜心怀感恩，细嚼慢咽，仔细体会食物的口感和质地，而不是一边狼吞虎咽，一边安慰自己："下周开始实施健康饮食方案也不迟。"抗炎饮食不争一朝一夕，而是一种长期坚守，一种日常修行。它是一种生活方式，是您必须践行的价值观。如果您喜欢并希望保持健康愉悦的身心感受，端正心态是关键。

我认为，养成健康的饮食习惯不是您刻意回避外出就餐的借口。当您和亲友在餐厅就餐时，可以要求对食谱进行适当的改良。

● **饮料**

首先是饮料的选择。水是人体的最佳饮料，您甚至可以自带几包电解质或胶原蛋白，并将其加入水中。如果您爱喝咖啡，可以要求其不加奶油、不加糖；如果您能接受，也可以将胶原蛋白作为奶油的替代品添加到清咖啡中。没有人会特别留意您的举止，即使有人注意到了，他们也不会为此大惊小怪。所以，在健康之路上，您还需要一点点自信。如果您爱喝酒精饮料，可参阅下文的"鸡尾酒"建议。

● **食物**

外出就餐时，尽量选择健康意识较强的餐厅。这些餐厅通常会在菜单上注明，哪些是"无麸质"食谱，哪些是"纯素"食谱。餐厅提供的无麸质鹰嘴豆泥、牛油果酱等健康菜品可以放心点，但无麸质皮塔饼是个例外，因为这种食物富含碳水化合物和促炎油脂，可以用一盘蔬菜代之。几乎每家餐厅都会提供胡萝卜条、芹菜条和黄瓜条等组合菜品，这些都是健康食物。如果长期践行健康饮食理念，您会自觉选择不含乳制品的新鲜蘸酱，自觉增加蔬菜的摄入量，以便为身体补充能量，因为您不希望身体继续回到炎症肆虐的状态。如果您去一家高档餐厅就餐，那么虾仁是一道能滋养身体的上好开胃菜。当其他人因吃了太多油腻食品而感到精疲力竭、昏昏欲睡时，这些微小的饮食改变将使您精力充沛、身心愉悦。

沙拉是一道当之无愧的健康美食，保持口味清淡是关键。同时，"口味清淡"也是外出用餐的标准之一，因为沙拉通常会被淋上浓重的调味汁等浇料，并被加入奶酪、油炸面包丁等。外出就餐时，您可以要求餐厅为您提供无麸质、无乳制品沙拉。您还可以根据个人口味添加蛋白质，如烤鸡肉、全熟鸡蛋、烤三文鱼等。调味汁选用香醋和橄榄油即可，或者要求将牛油果捣碎拌入沙拉，在改善口感的同时为身体提供更多的健康脂肪。我还会要求餐厅不添加任何果干，如蔓越莓干，因为果干中充斥着可引发炎症的糖和人工增味剂。如果想吃水果味沙拉，直接食用天然水果即可。

主菜同样遵循口味清淡原则。您应该提前向餐厅交代清楚，如"我要一份少油的鸡胸肉"。我曾点过蔬菜鸡胸肉，以为这是一种抗炎食物，结果却发现在这道菜被端上桌之前，鸡肉竟然在黄油中浸泡了整整一个小时。如果您不希望烤鸡添加乳制品，餐厅同样可以满足您的要求。所以我再次强调一遍，外出就餐时请务必向餐厅明确自己的需求！顾客就是上帝，您有权要求餐厅按照您的需求烹饪食物。如果您是某家餐厅的常客，并且非常信任对方，那么餐厅更有义务满足您的期望和需求。即便出于社交原因外出就餐，您仍然有机会食用营养丰富的天然食物为身体提供能量和营养。上文的购物戒律同样适用于外出就餐，对您的饮食选择保持期待，确保自己在未来的道路上更健康、更快乐。酥皮食物也应避免食用，因为酥皮往往意味着加重炎症，其中可能含麸质、人造黄油和促炎植物油。

在您动身去餐厅之前，可以提前浏览一遍菜单，以便更好地了解哪些菜品适合自己食用，并提前做好计划，以免到了餐厅因时间仓促而不知所措或产生心理压力。

● 鸡尾酒

社交活动或朋友聚会自然少不了鸡尾酒！我个人喜欢和亲友一边泛舟湖上一边品尝鸡尾酒，夏天和丈夫一起去户外酒吧，或者在某些喜庆场合开怀畅饮。我不会简单粗暴地要求您"禁止饮酒"，因为适量饮用鸡尾酒并不会带来健康问题。但如果酒中含有添加成分、糖和麸质，它们可能成为您践行健康生活方式道路上的阻碍。龙舌兰酒、原味伏特加、加味杜松子酒（加汽水、酸橙或柠檬）含有的添加成分较少。酸橙和柠檬汁能为饮料增添别样风味，但不可直接添加糖浆、碳酸饮料和色素。所以，确保酒的"纯净"是关键。

与传统的啤酒和葡萄酒相比，我更推荐您饮用不含各种添加成分的鸡尾酒。啤酒通常由含麸质谷物酿造，所以它具有促炎性，从而危害饮酒者的健康。大多数葡萄酒都含有糖和亚硫酸盐，所以同样不值得推荐。如果您喜欢在家小酌，可购买无糖天然葡萄酒，以免引发更多的炎症。为了满足自己偶尔的"酒瘾"，我会购买新鲜有机生物动力法无糖葡萄酒。如果您无法购得健康葡萄酒，可代之以龙舌兰酒、原味伏特加或加味杜松子酒。

脚踏实地，持之以恒

相信自己在向好的方向转变

虽然夜间偶尔外出就餐是一种良好的放松方式，但如欲切实改善自己的健康状况，您必须坚定不移地实施抗炎饮食方案。如果您认为抗炎生活方式会剥夺您的生活乐趣、自由和享受，那么转变心态将是您成功的关键。准备好了吗？可以肯定的是，健康的生活方式绝对不会让您失去生活的乐趣、自由和享受。相反，您会感到精神焕发、活力十足、心情畅快、毫无压力、头脑清醒。您会睡得更好，远离病痛，能够轻松减肥，恢复并保持激素平衡。您会由内而外地感到轻松自在，从此过上前所未有的充实生活。

罗杰是我诊治的一名患者，他曾开玩笑称自己会成为我职业生涯中"最难缠的患者"。罗杰的女儿最先与我取得了联系，希望我能改善她父亲的健康状况。彼时的罗杰不但超重，而且患有前列腺癌。虽然他在一定程度上认同我的治疗理念，但不愿意改变当前的生活方式！罗杰是位退休老人，酷爱打高尔夫球，甚至以球场为家。他和球友们几乎每天晚上都外出就餐，喝鸡尾酒更是家常便饭。于是我告诉他，我们完全可以在继续享受当前生活方式的基础上改善健康状况。罗杰同意尝试一下。

为便于罗杰适应，我们放慢了节奏，每次只做出一些适度的改变。首先我要求他将每周外出就餐的次数缩减为原来的一半，以便留出时间在家做饭。其他措施包括：减少酒精摄入量（但并未要求他完全戒酒）、替换家居用品、清洁居住环境。我鼓励罗杰，要完全相信，即使不做出重大改变，他依然能恢复健康，而且康复是一个充满乐趣和喜悦的过程。这些微小的改变并未完全颠覆他的生活方式，但却对他的康复产生了巨大作用。

在此之前，罗杰每个月都要注射药物以缩小前列腺肿瘤，但肿瘤一直没有出现明显变化。而在采纳我的建议4个月之后，医生直接将下一次随访安排在了一年之后，因为罗杰的病情已得到显著改善，没必要进行频繁的随访！对于久受病痛折磨的罗杰而言，这无疑是个奇迹！所以我有必要再强调一遍，您能够康复，前提是您找对方向并付出了努力。

一切能减少炎症应激源的方式都值得尝试。但需要注意的是，当您第一次改变生活方式并进行饮食替换时，可能会出现新的症状。例如，有些人会感到疲劳、恶心或头痛，这些症状往往是咖啡因、糖、其他碳水化合物戒断引发的。戒断症状是指当人骤然戒除平时大量摄入的咖啡因、糖、其他碳水化合物时，身体由于暂时失衡而出现的症状。但如果您能严格执行下列建议，就可以在毫无症状的前提下适应饮食和生活方式的转变。

保持饮水充足是成功转变饮食和生活方式的重中之重。脱水已成为一种普遍现象，多达75%的美国人长期处于脱水状态！[2]此外，保持饮水充足能促进身体排毒。身体需要完全清除累及全身系统的代谢废物和化学毒素，而通过水循环将它们排出体外无疑是一种有效的方式。总之，为了确保身体健康，排毒势在必行。为了保持并加快排毒进程，建议您向饮用水中添加电解质，蒸桑拿，做皮肤干刷，多做运动，并且（最好）促使自己每天排便。如果您出现便秘或者无法每天排便，可服用天然胃肠动力促进剂来保持排便通畅。

学会自我照护同样重要，比如泡泻盐浴、多放松身心、宽以待己等。如果您计划在某一周改变自己的饮食习惯，那么本周就不要再安排每天两次的高强度训练了。此外，学会聆听身体的诉求，在身体的可承受范围内制订合理的运动方案，感觉疲劳时应立即休息，并确保夜间睡眠充足。

改变饮食习惯是我们对抗炎症的有效方式之一。如果能遵照本章的建议完成饮食替换，即使仅在初期进行部分替换，您也能切实体会并观察到神奇功效。饮食替换不仅能为您提供充足的能量，而且能使您切实享受食物为身体提供的营养和抗炎支持。除了滋养和关爱身体，抗炎饮食方式还可以帮您辨别哪些食物让您头晕、易怒、浮肿和恶心。如果您希望自己每天都精力充沛、动力十足，吃有益健康的天然食物将是不二之选。

日常饮食排毒

您准备好和我一起开启这段麦琪排毒之旅了吗？"麦琪排毒法"并不设置难以遵守的规则，因为在我看来，恢复身体健康同样可以充满乐趣与活力。我所倡导的排毒法将从心理、生理和家居环境三方面入手，帮您夺回对生活的控制权。这会全面改善您的样貌、情绪和行为，彻底消除各种病症，使您重新过上健康生活。无论您此前做过何种尝试，看过多少医生，采用过多少饮食法，麦琪排毒法都会使您眼前一亮。这套排毒法将彻底扫除您心头的困惑和沮丧，帮您摆脱各种无效的"秘方"、建议、饮食法和营养补充剂。排出毒素后，您的身体将成为一张供您任意挥毫的白纸。我会努力减轻您的炎症，增强您的免疫系统，确保您的身体时刻处于最佳健康状态。

建议您和朋友一起加入这次排毒之旅，共同见证奇迹的发生！为了促进身体排毒，应避免摄入下列食物或成分：

- **麸质**：杜绝麸质其实远比您想象的容易。无麸质食品越来越多，而且患者几乎一致反馈，杜绝麸质能产生意想不到的健康功效，包括改善精力、减轻脑雾、洁净皮肤、减轻腹胀等。例如，一位女患者称，在杜绝麸质后，困扰她多年的面部肿胀和鼻塞问题全部消失了！如果您做得到，甚至可以完全戒除谷物。

- **糖**：即便是天然糖，长期食用也应遵循适量原则。而添加糖则应绝对禁食。"添加"意味着为身体提供多余的糖。试想一下，我们娇贵的身体如何能忍受黏稠的糖浆在血管中流淌！我甚至要求您在排毒周去除蜂蜜等天然糖，只食用适量水果。

■ **乳制品**：前文介绍了乳制品引发痤疮的机制。所以，如果条件允许，请尽量将乳制品替换为健康食材。和麸质一样，乳制品的替换如今也变得愈发简单。坚果奶等替代品可以在各大商超找到。久而久之，您会逐渐适应并爱上这些替代品。

■ **使您感到疲劳的食物**：此处我故意采取模糊表述的原因是，人体存在个体差异，这一点我在前文已反复强调。有些人会注意到，如果自己午餐吃了玉米，下午就会萎靡不振；有人发现，食用大米尤其容易造成思维困顿，从而严重影响创造力。但厘清食物与症状的关系并不容易，所以您需要密切留意身体对食物的反应。这也是为什么当您排除三大问题食物（乳制品、糖、含麸质食品）时，身体这片本已浑浊的池塘会再次澄清，从而使您有机会一窥哪些因素正在影响您的健康。

排除问题食物或成分的目的是添加有益食物或成分！

为了促进身体排毒，您需要添加下列食物或成分：

■ **各色蔬菜**：蔬菜的烹饪技巧简单多样，比如烤着吃、蒸着吃、生吃……做成一道美味的沙拉，或者做成蔬菜拼盘，作为高蛋白餐食的配菜食用。您可以尽量丰富蔬菜的类型和烹饪技巧。例如，将鸡蛋与烤西葫芦或辣椒搭配，可以做出一道美味的早餐；在早餐煎蛋卷上加点创意，或者将西葫芦加入无麸质松饼中。

■ **抗炎"密友"**：可可粉、奇亚籽、黑巧克力、姜黄、抹茶粉和蓝莓都是天赐"抗炎良药"，而且美味可口。您可以将奇亚籽和可可粉加入早餐奶昔中，或在晚饭后奖赏自己一块黑巧克力，或用一杯添加杏仁奶的抹茶拿铁犒劳自己，或在酱汁或汤中加入姜黄，或尽情享用一碗新鲜蓝莓。与咖啡相比，抹茶含有的咖啡因更少，对肾上腺的刺激更小，而且其抗氧化物质含量达到了蓝莓的18倍。

如欲使用这些食材制作美味可口的饭菜，请参阅第十六章！

第十四章

个性化饮食建议

如果您感到严重不适，并希望身体尽快康复，请基于自己的炎症类型认真阅读本章的个性化建议！

肌肉与关节炎症

● **肌肉与关节炎症饮食建议**

如果您正饱受关节炎症的困扰，请将下列有助于缓解疼痛的食物加入您的购物清单。

■ **骨头汤**，富含胶原蛋白，是制作各种汤的首选食材，也可以加入调料（如有益于关节健康的大蒜）直接饮用。

■ **蔬菜**，如花椰菜、卷心菜、西蓝花、洋葱等。选择蔬菜的一条原则是，颜色越丰富对健康越有益。

■ **含锌食物**，如牡蛎、羊肉、草饲牛肉、南瓜子、芝麻等。锌不但能促进肌肉生长和修复，而且有助于营养吸收，增加体内的营养物质，从而加速身体康复。

■ **含铜食物**，有助于骨骼的形成，因为铜在胶原蛋白的合成过程中发挥着巨大作用。牛油果、芝麻、南瓜子和腰果均为含铜食物。

■ **富含脂肪的鱼类**，三文鱼、沙丁鱼等富含ω-3脂肪酸，有助于减轻炎症，缓解疼痛。

■ **坚果**，如开心果、榛子、杏仁、松子等，也富含ω-3脂肪酸，同样有助于减轻炎症和，缓解疼痛。

■ **橄榄油**，ω-3脂肪酸的另一大膳食来源。

■ **酸樱桃**，能有效缓解关节炎症。慢性疼痛综合征患者可将酸樱桃作为甜点或零食。酸樱桃富含花青素等抗氧化物质，有助于消除炎症。研究显示，酸樱桃有助于减轻疼痛。此外，酸樱桃汁也是一道美食！建议您睡前吃些酸樱桃或适量饮用酸樱桃汁，从而促进褪黑素的分泌。慢性疼痛会严重影响人的睡眠，酸樱桃恰恰具有缓解疼痛的功效。

■ **黑巧克力**，具有抗氧化功效，因此有助于减轻炎症。黑巧克力的选购原则是购买有机产品，且可可固形物含量达到70%以上。所以，我并不反对您吃巧克力，甚至支持您这么做，但在巧克力选购时应注意质量，食用时应注意适量。

● **其他缓解疼痛的建议**

■ **多晒太阳！** 维生素D有助于减轻炎症，缓解关节疼痛，所以请尽可能每天去户外晒太阳15分钟以上。晒太阳前不可涂防晒霜，因为防晒霜不利于维生素D的合成。如果阳光较为毒辣，应避免阳光直射，并在晒太阳10~15分钟后再涂防晒霜。此外，您可能还需要常年补充维生素D_3和维生素K_2，因为即便经常晒太阳，仍有不少人缺乏维生素D。购买维生素D补充剂时应确保其中含有维生素K_2，因为两者搭配服用能产生更大的功效，尤其有益于骨骼、动脉和免疫系统健康。

■ **穿合脚的鞋子**，有时没有足弓支撑的鞋子会进一步加重腿关节或髋关节炎症。如果您不愿意就此丢弃自己心爱的鞋子，也可以购买合适的足弓垫，在满足您爱美之心的同时，免去您的后顾之忧。

■ **想办法让关节多休息**，如果您的腕关节、拇指关节等处出现了关节炎症，可在打字或发短信时尝试使用手机的"语音转换"功能，防止关节因过度疲劳而发炎。

三种值得推荐的生活方式调整

1. 尝试远红外桑拿或红光疗法。

2. 每周泡3次泻盐浴，每次30分钟。如果条件允许，可每周泡1次悬浮浴，至少每月1次。悬浮浴是指在浮舱中注入大量泻盐，由于盐水浮力较大，人能够像置身死海一样漂浮在水中。悬浮浴是一种具有治疗和修复功效的洗浴方法。

3. 每天做两次轻柔的拉伸运动，醒来后做1次，晚上再做1次。

激素与甲状腺炎症

● **有助于恢复激素平衡的食物**

■ **健康脂肪**，如牛油果、橄榄油、椰子油、富含ω-3脂肪酸的三文鱼等，有助于平衡激素。

■ **蛋白质**，确保每餐摄入足量的蛋白质，如鸡肉、三文鱼、火鸡肉等。如果耐受良好，鸡蛋也是理想的蛋白质来源。

■ **绿叶蔬菜和根菜**，如沙拉菜、胡萝卜、甜菜根、小萝卜等。尽量丰富蔬菜的颜色。值得注意的是，菠菜中铁含量丰富，有助于促进激素平衡。

■ **坚果**，它们是健康脂肪的理想来源。杏仁和南瓜子可作为零食食用，亚麻籽可用于制作各种美食。这些种子虽小，但功效强大，它们还含有可促进激素平衡的植物雌激素及抗炎功效强大的ω-3脂肪酸。

■ **甘薯**，可促进肝脏排毒以平衡激素。

■ **沙丁鱼**，富含可促进激素平衡的维生素B_{12}。

三种值得推荐的生活方式调整

1. 为身体提供充足的营养物质，而非限制饮食。每日一问："为了提高身体的自我修复能力，我今天应添加哪种食物？"

2. 每天留出20分钟的"私人专属时间"以清空大脑，练习冥想，做伸展运动，或写日记，户外散步，或进行其他减压活动。减轻压力可对激素平衡产生极为显著的作用!

3. 不可在早上空腹锻炼。如果您正在恢复激素平衡,请暂停早上空腹锻炼,并选择一些低强度的锻炼项目,如散步、骑车、瑜伽、普拉提等。

糖引发的炎症

● **有助于稳定血糖的食物**

■ **绿蔬奶昔**,早晨起床后可先饮一杯高品质过滤水,再喝一杯营养丰富的奶昔。可在绿蔬奶昔中加入健康脂肪、蛋白质和膳食纤维,以稳定血糖。奶昔的制作方法见后文食谱。

■ **无麸质食品**,将普通意大利面、大米、面包、糕点等替换为红扁豆意大利面和杏仁粉玉米饼。将小麦替换为无麸质藜麦或无麸质快熟燕麦。大多数患者向我反馈,在完全戒除谷物一段时间后,他们的身心感受大大地改善。所以如果您希望切实改善自己的健康状况,可从杜绝含麸质谷物做起!

三种值得推荐的生活方式调整

1. 选择一种适合您的锻炼项目,每天至少运动30分钟。

2. 每周泡泻盐浴1～3次,或者每个月泡悬浮浴1～4次。

3. 选择一种您能坚持下去的心态练习方法(详见第九章),以减轻压力。

心理压力引发的炎症

● 有助于减轻心理压力的食物

■ 下列水果和蔬菜值得特别推荐：猕猴桃、柑橘类水果（橙子、柠檬）、苹果、香蕉、柚子、黄瓜和胡萝卜。

■ **绿叶蔬菜**和有益于大脑功能的其他蔬菜。

■ **健康脂肪**有助于改善情绪，如牛油果、坚果酱、三文鱼等。

● 有助于平复情绪的其他建议

■ 当您感到压力来袭时，可通过**创造性活动**来转移压力，如做手工、写日记、绘画等能调动创造性思维的活动。

■ **多运动**，促进内啡肽的分泌。多运动总有好处。上健身课或进行集体锻炼会增强锻炼效果，因为加强人际交流能有效应对心理压力，即使您认为自己并不需要这么做。

■ **不饮酒**，如果您的精神压力较大，请尽量避免饮酒，至少应暂时降低饮酒的频率。马提尼很多人都爱喝，但酒精会干扰人的大脑和情绪，使您更加难以平复自己的心情。

■ 所有有助于您摆脱交感神经系统激活状态的活动都可以缓解焦虑情绪。**冥想和瑜伽**可通过放慢呼吸来降低心率，并向大脑发出身体"一切正常"的信号。所以，建议您尝试一些呼吸练习和动作简单缓慢的伸展运动。

三种值得推荐的生活方式调整

1. 每天早晨去户外看日出，呼吸新鲜空气。
2. 修复肠道。大部分神经递质产生于肠道，所以改善肠道健康可促进心理健康。建议您每天服用肠道营养补充剂。
3. 边听音乐边练习瑜伽或其他伸展运动。

消化道炎症

● 有助于改善肠胃功能的食物

■ **生姜**被广泛用于治疗各种消化问题，且能减轻腹胀。可用于制作姜茶，或在烹饪时用作调料。

■ **益生菌食物**有助于平衡肠道菌群，如自制的韩式泡菜、德国酸菜、腌菜等。除了食用益生菌食物外，还可以服用益生菌片。

■ **未过滤的苹果原醋**（瓶底周围有黄色漂浮物）能显著改善消化功能。将1～2汤匙苹果原醋加入温水中，再与鲜榨柠檬汁和少数肉桂混合，就能制作出具有促消化和助排毒双重功效的饮品！

■ **绿叶蔬菜**，如菠菜、卷心菜、羽衣甘蓝、芝麻菜等，尽量丰富蔬菜的种类。

■ **富含膳食纤维的食物**，如奇亚籽、苹果、茴香等。

● **有助于缓解便秘的食物**

■ **西梅**或西梅汁。

■ **水果**，如桃子、苹果、猕猴桃、柑橘类水果（柠檬、橘子、橙子）等。

■ **绿叶蔬菜**，如菠菜。

■ **早餐奶昔**，为一天的开始提供能量。

■ **柠檬水**。

● **有助于治疗腹泻的食物**

■ **蔬菜**。腹泻严重者通常希望食用面包、面条和香蕉来缓解病情。但讽刺的是，这些食物往往会使肠道炎症进一步恶化。所以，我们应将目标放长远，一劳永逸地消除导致腹泻的根源。例如，您可以自问："哪些食物能彻底修复和滋养我的身体？"您甚至可以想象肠壁尽情吸收全部营养物质、体内充满鲜活色彩的场景，想象免疫系统随着您摄入的每一口餐食逐渐增强的场景。面包有助于您实现这些愿景吗？不能！但蔬菜可以。虽然蔬菜是您在腹泻时最不想吃的食物，但我仍然希望您能克服心理障碍，因为您的目标是重新恢复并永久维持肠道平衡，整体改善内环境。我有一个在腹泻时促使自己**吃蔬菜**的好方法：使用西葫芦制作一些无麸质松饼，以备腹泻时食用。储备大量冷冻绿色蔬菜，用于制作富含抗氧化物质的奶昔。

■ **隔夜燕麦**含有能舒缓肠胃的"碳水化合物"，可拌入椰子油、奇亚籽、胶原蛋白粉和坚果酱，这样不但能改善燕麦的口感，而且有助于快速恢复肠道平衡。由于腹泻毫无规律可循，所以建议您常备这些食物。您可以将其提前做好，比如将西葫芦松饼放进冰箱冷藏，以备不时之需。

● **有助于缓解腹胀的方法**

■ 如果出现了严重的腹胀症状，我更倾向于**在腹部涂抹薄荷油**。建议您在换上睡衣准备睡觉前涂抹，或者白天在家中闲来无事时涂抹。

■ **保持饮水充足**，因为饮水有助于缓解腹胀。

■ **将新鲜柠檬汁挤入水中**，如果您敢于挑战，还可以向水中添加适量辣椒粉，"酸辣水"有助于缓解腹胀，而且具有排毒功效，注意辣椒和柠檬汁不宜加入过多，否则会造成肠胃负担。如果腹胀到了严重程度，请及时就医。

三种值得推荐的生活方式调整

1. 每天坚持进行心态放松练习，使身体从交感神经激活状态转变为副交感神经系统激活状态。

2. 食物应细嚼慢咽，狼吞虎咽容易造成消化问题。为此，您需要留出专门的吃饭时间，而不是在上班的途中解决早餐、边打字或边收发邮件边吃午餐，或者边看电视边吃晚餐。拥有心无旁骛的就餐心态同样重要。如今不少人已习惯了速战速决，吃饭时心不在焉，饭后甚至不记得自己究竟吃的是什么，这些都是不良的就餐习惯。正确的就餐习惯是：安静地坐在餐桌旁，仔细观察食物的颜色，感恩即将进入身体的营养物质，想象细胞"充满电"的场景，想象身体随着每一口餐食逐渐被满足的场景，边咀嚼边想象身体的能量储备逐渐充盈，自己因此充满力量与活力的场景。

3. 有针对性地服用营养补充剂，以改善消化功能，修复肠道，促进排便健康，从而改善消化不良，永久恢复身体健康。

过敏、哮喘和皮肤炎症

● 对呼吸系统和皮肤健康有益的食物

■ **富含维生素D的食物**，如富含脂肪的鱼类（三文鱼）、全蛋等。

■ **坚果**，富含维生素E。研究表明，维生素E有助于缓解咳嗽和哮喘。我平时会去天然食品店买一大包坚果，将其放入储藏室，作为未来一周的零食。

■ **蔬菜**，如绿叶蔬菜、胡萝卜等。

三种值得推荐的生活方式调整

1. 在家中安装一套高质量空气过滤系统，并进行一次家庭大扫除。

2. 只使用无毒、有机、无香味的美容产品和家居用品。

3. 保持饮水充足，每天至少喝8~10杯高质量饮用水。

第十五章

健康生活重启秘籍

您准备好对麦琪健康生活重启秘籍（Maggie's Body Reset-MBBR）一探究竟了吗？现在是时候和我一起踏上新的征程了。待您凯旋时，炎症的各种根源将全部被消除，身体也将随新的饮食和生活方式焕然一新。最初您仍然可能产生饮食渴望，并感到头痛、困倦甚至恶心，但请不要轻言放弃。您可以通过亲近大自然、偶尔满足自己的小愿望、写日记、畅想康复后的美好生活等方式缓解初期的不适感。建议您保持饮水充足，并尝试悬浮浴或按摩疗法，以排出毒素，恢复身体健康。远红外桑拿同样值得一试，因为该疗法具有排毒、缓解疼痛、改善身体循环等功效。希望下列食谱能使您对抗炎和排毒饮食建立起新的认识！我所倡导的抗炎饮食理念是长期坚持、不设限制、无须畏惧。注重日常身心健康，培养良好的心态，选择营养丰富的饮食，最终实现康复目标！

下列建议提纲可帮您恢复身体健康，重新找回强壮、健康和快乐的自己。

每天

■ 杜绝麸质

■ 杜绝糖

■ 杜绝乳制品

■ 至少食用5份蔬菜，保证蔬菜的摄入量

■ 饮用 3 ~ 4 升水

■ 做30分钟运动

■ 根据身体需求针对性服用营养补充剂

■ 遵循前文的食物采购原则并采纳储藏室改造建议（如杜绝促炎油脂、限制水果的摄入量等）

每周

■ 泡2~3次泻盐浴，或者泡一次悬浮浴

■ 敷2次面膜

■ 使用2次发膜，或做2次头发护理

每月

■ 做按摩或面部护理

其他建议

在恢复身体健康的过程中，下列建议同样值得尝试，您可以根据身体情况和需求自行决定。例如，有些患者并不会完全采纳上述常规建议（如杜绝麸质和糖），有些热衷于加强锻炼。所以您需要探索一条适合自身的康复之路。

- 杜绝酒精

- 杜绝咖啡因

- 做冥想

- 做瑜伽

- 每天早晨外出活动

- 干刷身体

- 尝试红光疗法

- 尝试远红外桑拿

- 每天只吃一份水果

- 18：30之后禁食

- 21：30之前上床睡觉

- 养成写日记的习惯

- 每天读书

- 19：00以后不登录社交媒体，不使用手机等电子产品

- 将含毒素的家居用品替换为无毒素产品

- 将含毒素的化妆品和洗浴用品替换为无毒素产品

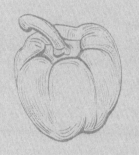

第十六章

抗炎食谱

　　本章将为您提供抗炎生活所需的必备食谱。为了安全和方便起见，建议您购置一套无毒素炊具和高压锅（如电压力锅）。此外，我会在每种食谱上标注饮食属性，以便您根据自身需求快速找到适合的食谱。茄属蔬菜（如土豆、茄子和西红柿）可导致某些人炎症恶化，因此您可基于自身健康问题暂时排除这些食物。

属性关键词

GF—不含麸质　　　　　　GRF—不含谷物

DF—不含乳制品　　　　　SF—不含糖

NSF—不含茄属蔬菜　　　EF—不含鸡蛋

　　特将食谱整理如下，敬请尝试！

注意：烹饪或烘焙时只可使用第十三章推荐的油脂，不可使用芥花油、棉籽油和花生油。

早餐

杏 仁 粉 粥

GF – GRF – DF – SF – NSF – EF

不含麸质、谷物、乳制品、糖、茄属蔬菜和鸡蛋

■准备时间：2分钟　■烹饪时间：8分钟　■总用时：10分钟

杏仁粉粥不含麸质，口感柔滑舒爽。其中的杏仁粉、姜黄和生姜不仅具有抗炎功效，还能温暖身体，驱散清晨的寒冷。

分量：1人份

3汤匙杏仁粉

2汤匙亚麻籽粉

1/2茶匙香草精

1/4茶匙姜黄粉

生姜粉少许

1/4杯无糖杏仁奶或其他植物奶

2~3滴甜菊糖，或酌情添加

盐少许

1. 取一口小号炖锅，倒入杏仁粉、亚麻籽粉、香草精、姜黄粉、生姜粉、植物奶、甜菊糖和盐，然后充分拌匀。

2. 文火煮开后调低温度，继续煮5分钟，期间勤搅拌，直至汤汁浓稠为止。可根据个人口味加奶调整汤的黏稠度。

早餐

南瓜派奇亚籽布丁

GF – GRF – DF – SF – NSF – EF

不含麸质、谷物、乳制品、糖、茄属蔬菜和鸡蛋

■准备时间：1小时 ■总用时：1小时

我喜欢这道富含维生素A的应季早餐。南瓜派奇亚籽布丁适合在周末批量制作，然后放入冰箱冷藏，作为未来一周的早餐。

分量：1人份

4汤匙奇亚籽

1杯无糖杏仁奶或椰奶

1/4杯南瓜泥

1/4杯无糖原味植物酸奶

1/4茶匙香草精

1/2茶匙肉桂粉或南瓜派香料

盐少许

可选浇料：坚果酱、椰蓉、可可粉

1. 取一个带盖容器，倒入奇亚籽、杏仁奶、南瓜泥、酸奶、香草精、肉桂粉和盐，搅拌至均匀细腻。

2. 加盖放入冰箱冷冻至少一个小时，冷冻一夜最佳。待布丁凝固，撒上浇料即可食用！

早餐

蔬菜炒鸡蛋或蔬菜炒豆腐

GF - GRF - DF - SF - NSF

不含麸质、谷物、乳制品、糖、茄属蔬菜

■准备时间：5分钟　■烹饪时间：7分钟　■总用时：12分钟

蔬菜炒鸡蛋是我最喜爱的早餐，因为它能为我开启新的一天提供大量的营养物质。虽然早上醒来后未必总是饥肠辘辘，但您仍然有必要为身体提供足够的营养！为了确保营养全面，请尽量将不同颜色的蔬菜搭配使用。

分量：1人份

1茶匙椰子油

1瓣大蒜，切成末

1杯鲜嫩菠菜，粗切

2个鸡蛋，打碎（也可用豆腐代替鸡蛋）

盐和胡椒粉适量

无麸质玉米薄饼

新鲜罗勒，装饰用

1. 取一口大号长柄平底煎锅，倒入椰子油，中温加热，下入蒜末。翻炒1～2分钟后下入菠菜，继续炒至菠菜断生，时间约为1～2分钟。

2. 倒入鸡蛋液，轻轻翻动，使其与蔬菜混合。待鸡蛋液凝固后，根据个人口味添加盐和胡椒粉。

3. 将蔬菜炒鸡蛋盛至玉米饼上，撒上罗勒，即可食用。

午餐

咖 喱 味 鹰 嘴 豆 沙 拉 卷 饼

GF – GRF – DF – SF – NSF – EF

不含麸质、谷物、乳制品、糖、茄属蔬菜和鸡蛋

■准备时间：7分钟　■总用时：7分钟

这道素食午餐口感柔滑，风味极佳，可与您最爱吃的鸡肉沙拉相媲美，而且咖喱粉中的姜黄具有抗炎功效。

分量：2人份

1/2杯无糖原味植物酸奶（杏仁酸奶或椰子酸奶均可）

1/2个柠檬，榨汁

1～2茶匙咖喱粉，或酌情添加

1/2茶匙大蒜粉

1/2茶匙盐，或酌情添加

1/4茶匙黑胡椒

1罐（约425克）鹰嘴豆，洗净，沥干

2根芹菜，切成丁

1根青葱，切成末

2张无麸质卷饼

2杯嫩芝麻菜

1. 取一只中号碗，倒入酸奶、柠檬汁、咖喱粉、大蒜粉、盐和黑胡椒，搅拌至均匀细腻。可根据个人口味调整盐、黑胡椒和柠檬汁的用量。
2. 倒入鹰嘴豆、芹菜和青葱，拌匀。
3. 将卷饼在案板上摊开，铺上一层芝麻菜，再将鹰嘴豆、芹菜和青葱均匀倒在其上。将卷饼卷好，即可食用。

午餐

柠檬菠菜鸡蛋汤

GF — GRF — DF — SF — NSF

不含麸质、谷物、乳制品、糖和茄属蔬菜

■准备时间：5分钟　　■烹饪时间：15分钟　　■总用时：20分钟

　　这道营养丰富的鸡蛋汤不仅做法简单，而且以骨头汤为汤底能显著改善肠道健康。鲜榨柠檬汁还能使这道汤清新爽口。

　　分量：4人份

1茶匙椰子油

2瓣大蒜，切成末

3根青葱，切成末，葱白与葱绿分开

8杯鸡骨汤

4杯鲜嫩菠菜

4个鸡蛋，轻轻打匀

1个柠檬，榨汁

喜马拉雅盐少许

1. 取一口汤锅，倒入椰子油，中温加热。待油脂化开后，下入蒜末和葱白，炒出香味，时间约1分钟。

2. 倒入鸡骨汤，文火煮开。

3. 继续慢煮（但不可煮至沸腾），然后下入菠菜，煮至断生，时间约2分钟。

4. 煮汤期间，将鸡蛋液缓慢倒入，同时不断逆时针搅拌，使其呈蛋花状，时间约2分钟。待蛋花凝固后关火。

5. 加入柠檬汁和喜马拉雅盐调味。上桌前撒上葱绿做装饰。

午餐

科布沙拉

GF – GRF – DF – SF – NSF

不含麸质、谷物、乳制品、糖和茄属蔬菜

■准备时间：10分钟　　■烹饪时间：5分钟　　■总用时：15分钟

科布沙拉是一道经典沙拉，我使用不含乳制品的香草调味汁、酥脆的火鸡培根和辛辣的芝麻菜对其进行了改良，成为了我家的一道不折不扣的主食，而且我习惯提前批量做好一周的量，放入冰箱冷藏。沙拉应与调味汁分开盛放，即食即拌。我丈夫不喜欢吃沙拉，却对这道美食赞不绝口！

分量：2人份

调味汁

1/2杯腰果，用开水浸泡至少15分钟

1/4杯新鲜莳萝叶

1/4杯新鲜碎香葱

1/2个柠檬，榨汁

喜马拉雅盐少许

沙拉

6片火鸡培根

140克芝麻菜

1根青瓜，去皮，切成丁

2个全熟鸡蛋，切开（如不吃鸡蛋，可不加）

1. 将沥干的腰果和莳萝叶、香葱、柠檬汁、喜马拉雅盐一起放入搅拌机。待食材搅拌均匀细腻后，倒入水，每次1汤匙，以调整混合物的浓度，方便其从搅拌机中倒出。根据个人口感调味。

2. 取一口大号长柄平底煎锅，中温加热，下入培根，煎至酥脆后转盛至铺有纸巾的盘子中冷却。待培根冷却后，用叉子将其撕碎。

3. 取一口大碗，倒入芝麻菜、青瓜和调味汁，拌匀。将拌好的沙拉分别盛入碗中，再放上碎培根和鸡蛋，即可食用。

晚餐

虾仁炒花椰菜米

GF – GRF – DF – SF – NSF – EF

不含麸质、谷物、乳制品、糖、茄属蔬菜和鸡蛋

■准备时间：5分钟　　■烹饪时间：15分钟　　■总用时：20分钟

这道美食绝对不容错过。它富含蛋白质等营养物质，不仅口感上佳，而且不会像外卖一样令您精力不济、思维混沌。相信我，只需尝试一次，您一定会爱上这道美食！

分量：4人份

2汤匙椰子油	*450克大虾，去皮，去肠线*
盐和黑胡椒适量	*1汤匙新鲜姜末*
3杯碎羽衣甘蓝	*2汤匙椰子酱油*
2瓣大蒜，切成末	*4根青葱，切成末，葱白和葱绿分开*

2大根胡萝卜，切成小圆片1个西葫芦，切成丁

450克花椰菜米，或者1小棵花椰菜，掰成小枝，用搅拌机搅拌成米粒状

1. 取一口大号长柄平底煎锅或煮锅，倒入1汤匙椰子油，中温加热。待油脂化开后下入虾仁，撒上适量的盐和黑胡椒。炒2～3分钟，中间翻动一次，至虾仁呈粉红色、卷曲成"C"形为止。将炒好的虾仁转盛至盘子中，加盖保温。

2. 倒入剩余的1汤匙椰子油，中温加热，使油脂化开。下入姜末、蒜末和葱白。炒1分钟后，下入胡萝卜片和西葫芦丁，继续炒5分钟，至蔬菜发软为止。

3. 下入花椰菜米和碎羽衣甘蓝，炒至花椰菜熟透、甘蓝叶断生为止。然后拌入虾仁和椰子酱油。盛至盘子中，撒上葱绿装饰，即可食用。

晚餐

酸 橙 牛 油 果 沙 司 焦 烤 三 文 鱼

GF – GRF – DF – SF – NSF – EF

不含麸质、谷物、乳制品、糖、茄属蔬菜和鸡蛋

■准备时间: 35分钟　■烹饪时间: 15分钟　■总用时: 50分钟

酸橙牛油果沙司能为富含ω-3脂肪酸的三文鱼增添独特的口感和鲜亮的色彩。除了三文鱼,这道低糖沙司还可以与蔬菜卷饼和鸡蛋搭配。

分量: 4人份

三文鱼

1茶匙盐

1茶匙烟熏辣椒粉

1茶匙孜然

1/2茶匙姜黄粉

4片三文鱼肉【(170~220)克/片】

1个柠檬,切成薄片

沙司

1个牛油果,切成丁

1/4颗红洋葱,切成丁

1/3杯粗切香菜

1~2个酸橙,榨汁

盐适量

1. 取一只小碗,倒入盐、辣椒粉、孜然和姜黄粉,拌匀。下入三文鱼,使其均匀地裹上香料,然后加盖放入冰箱冷藏30分钟至4个小时。

2. 将烤箱预热至230℃。取一只烤盘,铺好烤盘纸。

3. 将入味的三文鱼摊在烤盘上,并在每片肉上放2~3片柠檬。将烤盘放入烤箱,烤12~15分钟,至三文鱼熟透。

4. 在烤鱼过程中,将牛油果丁、洋葱丁、碎香菜和酸橙汁倒入一只中号碗,拌匀后加盐调味。

5. 将三文鱼蘸沙司食用。

晚餐

肉 菜 同 烤

GF – GRF – DF – SF – NSF – EF

不含麸质、谷物、乳制品、糖、茄属蔬菜和鸡蛋

■准备时间：5分钟   ■烹饪时间：30分钟   ■总用时：35分钟

您只需准备一只烤盘就可以做出这道简单健康的工作日晚餐。肉菜同烤适合一家人食用，而且可以加入多种蔬菜，做出不同的花样！

分量：4人份

2个小甘薯，切成2～3厘米大小的块

1茶匙盐，或酌情添加   *黑胡椒适量*

2个小西蓝花，掰成小枝   *1个柠檬，榨汁*

1汤匙意大利香料   *1茶匙洋葱粉*

1茶匙姜黄粉

1个黄南瓜，纵向剖成数块，切成1厘米大小的半月形片

2大块鸡胸肉，切成2～3厘米大小的块

1. 将烤箱预热至200℃。取一只烤盘，铺好烤盘纸。

2. 将甘薯块摊在烤盘上，撒上盐和黑胡椒，放入烤箱烤10分钟。期间准备剩余的食材（甘薯的烤制时间稍长）。

3. 取一只大碗，倒入鸡肉块、西蓝花枝、南瓜片、柠檬汁、意大利香料、洋葱粉、姜黄粉和适量盐，拌匀。

4. 甘薯烤约10分钟后，取出烤盘，将鸡肉和蔬菜倒入烤盘，并摊成薄层。

5. 将烤盘再次放入烤箱，烤15～20分钟，并在烤至7分钟时搅拌一次。鸡肉中央不再呈粉红色时，说明已经熟透。

晚餐

扒 鸡 快 煲

GF - GRF - DF - SF - NSF - EF

不含麸质、谷物、乳制品、糖、茄属蔬菜和鸡蛋

■准备时间：2分钟　■烹饪时间：30分钟　■总用时：32分钟

您会惊讶地发现，仅仅使用4种食材（不包括盐和黑胡椒）就能做出汤汁浓稠的扒鸡快煲。这道美食既可以趁热吃，又可以做成鸡肉卷饼，或者放入冰箱，第二天中午用于制作鸡肉沙拉。扒鸡快煲是我最喜爱的美食。我会提前将它做好放入冰箱，以便在需要时快速制作沙拉或与蔬菜搭配食用。

分量：4人份

3块去皮无骨鸡胸肉

1/2杯椰子酱油

1/2杯骨头汤

2汤匙奇亚籽

盐和黑胡椒适量

1. 将鸡胸肉、椰子酱油和骨头汤倒入一口电压力锅（或高压锅）中，锁紧锅盖，打开电源，选择"高压"档，煮10分钟。待计时结束，关闭电源，自然减压5分钟，再按住减压阀快速减压。

2. 待蒸气散去后，用隔热垫小心打开锅盖，拌入奇亚籽，然后静置5分钟收汁。用叉子将鸡胸肉撕碎，再根据个人口感加盐和黑胡椒调味。

3. 可在密闭容器中保存5天，也可与生蔬菜、杏仁面粉卷饼、牛油果或炒菜搭配食用。

甜点或零食

抗炎松露

GF – GRF – DF – SF – NSF – EF

不含麸质、谷物、乳制品、糖、茄属蔬菜和鸡蛋

■准备时间：10分钟　■总用时：10分钟

我是黑巧克力的忠实拥趸。这道美食不但能满足您对巧克力的渴望，而且不含精制糖（甜味全部源自几颗椰枣），免除您的后顾之忧。

分量：12个

2颗去核椰枣，用热水浸泡10分钟，沥干

3/4杯无糖杏仁酱

2/3杯亚麻籽

3汤匙无糖可可粉

1茶匙肉桂粉

3汤匙奇亚籽

盐少许

1/2茶匙香草精

1. 将椰枣和杏仁酱倒入搅拌机中，搅拌成面糊状。

2. 倒入亚麻籽、可可粉、肉桂粉、奇亚籽、盐和香草精，搅拌成面团。

3. 将面团取出，团成12个松露球，也可以根据个人喜好裹一层可可粉。放入密闭容器中冷藏保存2周，或者冷冻保存3个月。

甜点或零食

甘薯吐司

GF – GRF – DF – SF – NSF – EF

不含麸质、谷物、乳制品、糖和鸡蛋

■准备时间：2分钟　■烹饪时间：10分钟　■总用时：12分钟

甘薯是维生素A的理想来源。我喜欢将甘薯做成吐司，然后搭配可口的浇料食用。

分量：2人份

1个大甘薯，切成0.5厘米厚的片

可选浇料：牛油果泥、碎西红柿、坚果酱、植物酸奶、干佐料、肉桂粉、姜黄粉、辣酱

1. 将烤箱预热至200℃。

2. 将甘薯片码放在烤盘上，放入烤箱烤10分钟；翻面，继续烤10～15分钟，直至甘薯熟透。

3. 取出烤盘，待甘薯稍微冷却后淋上自选浇料，即可食用。

甜点或零食

蔬 菜 鸡 蛋 松 饼

GF － GRF － DF － SF － NSF

不含麸质、谷物、乳制品、糖和茄属蔬菜

■准备时间：10分钟   ■烹饪时间：25分钟   ■总用时：35分钟

这道蔬菜鸡蛋松饼既可以在忙碌的早晨作为早餐，又可以在精力不济的下午为您提供能量。而且这还是一道深受小朋友喜爱的美食。我发现，无论使用什么食材，只要做成松饼形状，都更受孩子欢迎，您不妨一试！

分量：12个

12个鸡蛋

1茶匙盐

椰子油或牛油果油适量

1/2个白洋葱，切成丁

1个中等大小黄南瓜，切成丁

1. 将烤箱预热至180℃。取一张12格松饼模，在格子内侧涂上一薄层椰子油或牛油果油。

2. 取一只大碗，将鸡蛋磕入，放入盐，然后搅拌均匀。

3. 将洋葱丁和南瓜丁均匀倒入12个松饼杯。

4. 将打好的鸡蛋液倒入松饼杯，用一只手托住松饼模，另一只手轻轻拍打模具，使鸡蛋液渗入蔬菜内。

5. 将松饼模放在一只烤盘上（以免有漏液），然后放入烤箱烤20～25分钟，直至松饼中间凝固为止。

6. 取出烤盘，使松饼冷却5～10分钟，再去掉模具。松饼可在冷藏条件下保存5天，或在冷冻条件下保存3个月。

甜点或零食

西葫芦松饼

GF – GRF – DF – SF – NSF

不含麸质、谷物、乳制品、糖和茄属蔬菜

■准备时间：10分钟 ■烹饪时间：25分钟 ■总用时：35分钟

使用椰子面粉和胶原蛋白粉替代小麦面粉将使这款西葫芦松饼具有强大的保健功效。此外，西葫芦鲜嫩多汁，非常适合早餐食用，也可以作为晚餐后的零食犒劳自己。

分量：12个

2/3杯椰子面粉	1/2杯椰糖
1/4杯胶原蛋白粉	2茶匙泡打粉
1茶匙肉桂粉	1/2茶匙生姜粉
1/4茶匙盐	2杯西葫芦丁，挤出汁水
6个鸡蛋	1/4杯椰子油，化开后冷却
3汤匙水	

可选食材：1/2杯碎核桃仁或无乳质巧克力屑

1. 将烤箱预热至180℃。取一张12格松饼模，铺好纸杯。

2. 取一只大碗，倒入椰子面粉、椰糖、胶原蛋白粉、泡打粉、肉桂粉、生姜粉和盐，拌匀。然后倒入西葫芦丁、鸡蛋液、椰子油和水。如果面糊较稠，可酌情再加一汤匙水，使黏稠度能用勺子舀起，又不像普通松饼糊一样流淌。

3. 倒入坚果及（或）巧克力屑，拌匀。

4. 将面糊均匀倒入12个松饼杯，再放入烤箱烤25分钟，直至表面呈金黄色且触感硬实为止。

5. 将松饼模取出，冷却后去掉模具。

饮料

冰 镇 抹 茶 拿 铁

GF – GRF – DF – SF – NSF – EF

不含麸质、谷物、乳制品、糖、茄属蔬菜和鸡蛋

■准备时间：3分钟   ■总用时：3分钟

我是冰镇抹茶拿铁的忠实拥趸，而且经常亲手制作。我不爱喝原味抹茶，所以如果我们爱好相同，不妨试试这道抹茶拿铁！抹茶拿铁功效强大，而且含有适量的咖啡因，能在有效提神的同时避免神经刺激。此外，抹茶还能为身体提供丰富的抗氧化物质。

分量：1人份

1/2～1茶匙抹茶

1份胶原蛋白肽粉

1杯无糖杏仁奶

甜菊糖，视个人口味添加

1. 将抹茶、胶原蛋白肽粉、杏仁奶和甜菊糖倒入搅拌机中，高速搅拌至均匀细腻。也可以使用浸入式搅拌机或者奶泡机搅拌。
2. 将搅拌好的抹茶倒入加冰的杯子，即可饮用。

饮料

胶原蛋白咖啡拿铁

GF – GRF – DF – SF – NSF – EF

不含麸质、谷物、乳制品、糖、茄属蔬菜和鸡蛋

■准备时间：5分钟　■总用时：5分钟

　　胶原蛋白具有肠道修复功效。这款咖啡拿铁口感细腻顺滑，早上饮用能为身体提供丰富的蛋白质，帮您迎接新的一天。如果喜欢奶昔的口感，还可以加入适量的冰块。

分量：1人份

180毫升现磨咖啡

1勺胶原蛋白肽粉

1汤匙植物奶

甜菊糖，视个人口感添加

1. 将现磨咖啡、胶原蛋白肽粉、植物奶和甜菊糖倒入搅拌机中，高速搅拌至均匀细腻。也可以使用浸入式搅拌机或奶泡机搅拌。
2. 将搅拌好的拿铁倒入加冰的杯子，即可饮用。

饮料

浆 果 绿 蔬 奶 昔

GF – GRF – DF – SF – NSF – EF

不含麸质、谷物、乳制品、糖、茄属蔬菜和鸡蛋

■准备时间：5分钟　　■总用时：5分钟

浆果绿蔬奶昔富含抗氧化物质，而且冷冻浆果的甜味能完美掩盖菠菜的生涩口感。

分量：1人份

1杯冷冻树莓、蓝莓及（或）草莓

1份胶原蛋白肽粉或植物蛋白粉

1/2茶匙肉桂粉

2把嫩菠菜，粗切

1杯无糖杏仁酱

4块冰

将浆果、胶原蛋白肽粉（或植物蛋白粉）、肉桂粉、菠菜、杏仁酱和冰块倒入搅拌机，搅拌至均匀细腻即可饮用。

饮料

杏仁酱奶昔

GF — GRF — DF — SF — NSF — EF

不含麸质、谷物、乳制品、糖、茄属蔬菜和鸡蛋

▧准备时间：5分钟　▧总用时：5分钟

这款口感柔滑细腻的奶昔适合作为早餐甜点。早上起床后没人能抵挡花生酱和巧克力的诱惑。为增加蛋白质的摄入量，我经常在奶昔中添加一勺胶原蛋白肽粉。

分量：1人份

1汤匙无糖杏仁酱

1茶匙无糖可可粉

1把嫩菠菜，粗切

1.5杯无糖杏仁奶

1份胶原蛋白肽粉或植物蛋白粉

将杏仁酱、可可粉、菠菜、杏仁奶和胶原蛋白肽粉（或植物蛋白粉）倒入搅拌机，搅拌至均匀细腻即可饮用。

饮料

绿 蔬 蛋 白 奶 昔

GF – GRF – DF – SF – NSF – EF

不含麸质、谷物、乳制品、糖、茄属蔬菜和鸡蛋

■准备时间：5分钟   ■总用时：5分钟

牛油果是使奶昔松软细腻的秘诀。这道蛋白质含量丰富的奶昔虽然做法简单，却能为身体提供充足的营养，确保您精力充沛地度过一个上午。

分量：1人份

1/2个小熟牛油果

1份胶原蛋白肽粉或植物蛋白粉

2大把嫩菠菜，粗切

1.5杯无糖杏仁奶或椰奶

可选食材：1/2茶匙肉桂、姜黄、柠檬汁、鲜薄荷叶

将牛油果、胶原蛋白肽粉、菠菜和杏仁奶倒入搅拌机中，搅拌至均匀细腻。如果希望奶昔更加黏稠，可以使用4～5个冰块代替1/2杯液体。

饮料

蔬 菜 汁

GF － GRF － DF － SF － NSF － EF

不含麸质、谷物、乳制品、糖、茄属蔬菜和鸡蛋

■准备时间：10分钟　■总用时：10分钟

您可以用自己喜欢的绿叶蔬菜、芹菜、黄瓜和欧芹制作提神又解渴的蔬菜汁。生姜不但能为蔬菜汁添加些许的辣味，而且能促消化。虽然自制蔬菜汁较为费时，但习惯成自然，久而久之，您会乐在其中！

分量：2人份

1捆羽衣甘蓝

1块2厘米大小的生姜，去皮

5根芹菜杆

1根青瓜

1/2捆新鲜欧芹

1. 将所有食材粗切。

2. 将切好后的羽衣甘蓝、生姜、芹菜杆、青瓜和欧芹倒入榨汁机榨汁。也可以将其倒入搅拌机，高速搅拌，再使用细滤网滤出汁水。

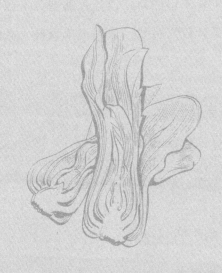

减轻压力，快乐生活！

　　山川异域，我们因本书而深深结缘。首先，感谢您的充分信任，使我有机会帮您踏上这段康复之旅。作为一名健康倡导者，我始终心怀荣耀和谦卑。首先，我希望与您建立友谊，希望见证您的康复历程，希望了解您的康复进展。其次，我希望您能理解并相信，如果您愿意做出切实的生活方式改变并践行抗炎饮食理念，最终必将战胜病痛，享受朝气蓬勃、精力充沛、锐意进取的人生。为了彻底消除炎症导致的不适症状的困扰，您需要日进一步，为自己的思想、身体和灵魂提供滋养。我期待您能完成蜕变，重塑自己的人生！

谨致祝福

麦琪·伯格霍夫

Maggie Berghoff

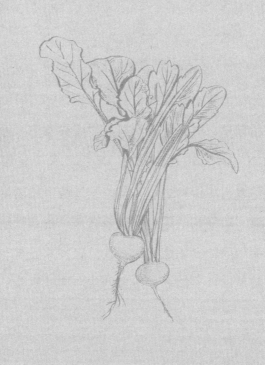

致谢

首先，感谢你——我亲爱的丈夫吉米（Jimmy），你在我追寻梦想的道路上给予了我莫大的支持，同时感谢你给予了我们3个孩子最及时、最深沉的父爱。

感谢母亲将疾病缠身的我引向了功能医学研究之路，并从此改变了我的人生轨迹。感谢父亲带我认识这个世界，促使我提升各种能力、职业道德感和冒险精神。

感谢帕克&法恩（Park & Fine）文学传媒有限公司、中庭图书公司和西蒙·舒斯特出版集团对我的信任。作为一名年轻作者，我很珍惜这次难得的机会。感谢你们的认可，能与你们合作我三生有幸。

感谢功能医学领域诸多令我景仰的前辈，是你们的不断鼓励和指引驱使我不断追寻更大的梦想。

感谢所有信任我的患者，我会永远铭记你们每一个人的支持。

本书写作期间，恰逢孩子刚出生不久，所以我只能一只手抱着孩子，一只手艰难地打字。挑灯夜战、闻鸡起舞是我那段艰难而充实岁月的真实写照。所以，我还要感谢自己的辛苦付出，并由衷地感激为本书最终付梓而倾注心血的所有人。

参考文献

第一章　炎症的作用机理

1 Roy, Sashwati, Debasis Bagchi, and Siba P. Raychaudhuri, *Chronic Inflammation: Molecular Pathophysiology, Nutritional and Therapeutic Interventions* (Oxfordshire: Taylor & Francis, 2012).

2 Chen, L., et al., "Inflammatory Responses and Inflammation-Associated Diseases in Organs," *Oncotarget* 9, no. 6 (2017): 7204–18. https://doi .org/ 10.18632 /oncotarget.23208.

3 Punchard, Neville A., Cliff J. Whelan, and Ian Adcock, "The Journal of Inflammation," *Journal of Inflammation* 1, no. 1 (September 27, 2004): 1. https://doi .org /https://doi .org /10.1186 /1476-9255-1-1.

4 Khan, Sal, and David Agus, "Inflammation | Miscellaneous | Health & Medicine | Khan Academy," YouTube, Khan Academy, March 2011. https://www .youtube. com /watch ?v= GZ6I3T1RAnQ.

5 Ellulu, Mohammed S., et al., "Obesity and Inflammation: The Linking Mechanism and the Complications," *Archives of Medical Science* 4 (2017): 859. https://doi .org /10.5114 /aoms.2016.58928.

第三章　肌肉与关节炎症

1 "Arthritis-Related Statistics," Centers for Disease Control and Prevention, July 18, 2018. https://www .cdc.gov /arthritis /data statistics /arthritis-related-stats.htm.

2 Punchard, Whelan, and Adcock, "Journal of Inflammation."

3 Nettelbladt, Erik G., and Lars K. M. Sundblad, "Protein Patterns in Synovial Fluid and Serum in Rheumatoid Arthritis and Osteoarthritis," *Arthritis & Rheumatology* 2, no. 2 (April 1959): 144–51. https://doi .org /10.1002 /1529-0131(195904)2:2 (144::aid-art1780020206) 3.0.co;2-g.

4 Sokolove, Jeremy, and Christin M. Lepus, "Role of Inflammation in the Pathogenesis of Osteoarthritis: Latest Findings and Interpretations," *Therapeutic Advances in Musculoskeletal Disease* 5, no. 2 (2013): 77–94. https://doi .org/ 10.1177 /1759720x12467868.

5 Gilis, Elisabeth, et al., "The Role of the Microbiome in Gut and Joint Inflammation in Psoriatic Arthritis and Spondyloarthritis," *Journal of Rheumatology* (June 2018). https://doi .org /https://doi .org /10.3899 /jrheum.180135.

6 Kadetoff, Diana, et al., "Evidence of Central Inflammation in Fibromyalgia—Increased Cerebrospinal Fluid Interleukin-8 Levels," *Journal of Neuroimmunology* 242, no. 1–2 (January 2012): 33–38. https://doi .org /https:// doi .org /10.1016 /j.jneuroim.2011.10.013.

第四章　激素与甲状腺炎症

1 Boelaert, Kristien, et al., "Prevalence and Relative Risk of Other Autoimmune Diseases in Subjects with Autoimmune Thyroid Disease," *American Journal of Medicine* 123, no. 2 (2010). https://doi .org /10.1016 /j.amjmed.2009.06.030.

2 "Polycystic Ovary Syndrome," womenshealth.gov, April 1, 2019. https://www. womenshealth.gov /a-z-topics /polycystic-ovary-syndrome.

第五章　糖引发的炎症

1 Saklayen, M. G., "The Global Epidemic of the Metabolic Syndrome," *Current Hypertension Reports* 20, no. 2 (2018): 12. https://doi .org /10.1007 /s11906-018-0812-z.

2 Bowman, Shanthy A., et al., "Added Sugars Intake of Americans: What We Eat in America," Food Surveys Research Group Dietary Data Brief No. 18, usda.gov, May 2017. https://www .ars.usda.gov /ARSUserFiles /80400530 /pdf /DBrief /18_Added Sugars Intake of Americans 2013-2014.pdf.

3 "Prediabetes—Your Chance to Prevent Type 2 Diabetes," Centers for Disease Control and Prevention, January 8, 2020. https://www .cdc.gov /diabetes /basics/ prediabetes.html.

4 "Diabetes Facts & Figures," International Diabetes Federation—Home, December 2, 2020. https://www .idf .org /aboutdiabetes /what-is-diabetes /facts-figures.html.

第六章　心理压力引发的炎症

1 "Facts & Statistics," Anxiety and Depression Association of America, ADAA. Accessed May 12, 2020. https://adaa .org /about-adaa /press-room /facts-statistics.

2 Mc Mahon, Brenda, et al., "Seasonal Difference in Brain Serotonin Transporter Binding Predicts Symptom Severity in Patients with Seasonal Affective Disorder," *Brain* 139, no. 5 (2016): 1605–14. https://doi .org /10.1093/ brain /aww043.

3 Kemp, Joshua J., James J. Lickel, and Brett J. Deacon, "Effects of a Chemical Imbalance Causal Explanation on Individuals' Perceptions of Their Depressive Symptoms," *Behaviour Research and Therapy* 56 (March 6, 2014): 47–52. https://doi .org /10.1016 /j.brat.2014.02.009.

4 Lee, Chieh-Hsin, and Fabrizio Giuliani, "The Role of Inflammation in Depression and Fatigue," *Frontiers in Immunology* 10 (2019). https://doi .org/ 10.3389 /fimmu.2019.01696.

5 Salim, S., G. Chugh, and M. Asghar, "Inflammation in Anxiety," *Advances in Protein Chemistry and Structural Biology* (2012). https://doi .org /10.1016/ B978-0-12-398314-5.00001-5.

6 Al-Harbi, K. S., "Treatment-Resistant Depression: Therapeutic Trends, Challenges, and Future Directions," *Patient Preference and Adherence* (2012): 369. https://doi .org /10.2147 /ppa.s29716.

7 Felger, Jennifer C., "The Role of Dopamine in Inflammation-Associated Depression: Mechanisms and Therapeutic Implications," *Current Topics in Behavioral Neurosciences* (2016): 199–219. https://doi .org /10.1007 /7854 2016 13.

8 Salcedo, Beth, "The Comorbidity of Anxiety and Depression," NAMI. Accessed May 12, 2020. https://www .nami .org /Blogs /NAMI-Blog /January-2018 /The-

Comorbidity-of-Anxiety-and-Depression.

9 "Biological Link between Stress, Anxiety and Depression Identified," *ScienceDaily*, University of Western Ontario, April 19, 2010. https://www. sciencedaily .com /releases /2010 /04 /100411143348.htm.

10 Cohen, Sheldon, "How Stress Influences Disease: Study Reveals Inflammation as the Culprit," *ScienceDaily*, Carnegie Mellon University, April 2, 2012. https://www .sciencedaily .com /releases /2012 /04 /120402162546.htm.

11 "The Brain-Gut Connection," Johns Hopkins Medicine. Accessed May 12, 2020. https://www .hopkinsmedicine .org /health /wellness-and-prevention/ the-brain-gut-connection.

第七章　消化道炎症

1 Oz, Helieh S., Sung-Ling Yeh, and Manuela G. Neuman, "Gastrointestinal Inflammation and Repair: Role of Microbiome, Infection, and Nutrition," *Gastroenterology Research and Practice* (2016): 1–3. https://doi .org /10.1155/ 2016 /6516708.

2 Canavan, C., J. West, and T. Card, "The Epidemiology of Irritable Bowel Syndrome," *Clinical Epidemiology* 6 (2014): 71–80. https://doi .org /10.2147 /CLEP.S40245.

3 Mawdsley, J. E., and D. S. Rampton, "Psychological Stress in IBD: New Insights into Pathogenic and Therapeutic Implications," Gut 54, no. 10 (January 2005): 1481–91. https://doi .org /10.1136 /gut.2005.064261.

第八章　过敏、哮喘和皮肤炎症

1 Salem, Iman, et al., "The Gut Microbiome as a Major Regulator of the Gut-Skin Axis," *Frontiers in Microbiology* 9 (October 2018). https://doi .org /10.3389/ fmicb.2018.01459.

2 O'Neill, C. A., et al., "The Gut-Skin Axis in Health and Disease: A Paradigm with Therapeutic Implications," *Bioessays* 38 (2016): 1167–76. https://doi .org/ 10.1002 /bies.201600008.

3 Bowe, W. P., and A. C. Logan, "Acne Vulgaris, Probiotics and the Gut-Brain-Skin Axis—Back to the Future?" *Gut Pathology* 3, no. 1 (January 31, 2011): 1. https://doi .org /10.1186 /1757-4749-3-1.

4 Juhl, Christian, et al., "Dairy Intake and Acne Vulgaris: A Systematic Review and Meta-Analysis of 78,529 Children, Adolescents, and Young Adults," *Nutrients* 10, no. 8 (September 2018): 1049. https://doi .org /10.3390/ nu10081049.

5 Jović, Anamaria, et al., "The Impact of Pyschological Stress on Acne," *Acta Dermatovenerologica Croatica (ADC)*, U.S. National Library of Medicine, July 2017. https://www .ncbi.nlm.nih.gov /pubmed /28871928.

6 Lee, So Yeon, et al., "Microbiome in the Gut-Skin Axis in Atopic Dermatitis," *Allergy, Asthma & Immunology Research*, Korean Academy of Asthma, Allergy and Clinical Immunology; Korean Academy of Pediatric Allergy and Respiratory Disease, July 2018. https://www .ncbi.nlm.nih.gov /pmc /articles /PMC6021588/.

7 Fraser, Kathleen, and Lynne Robertson, "Chronic Urticaria and Autoimmunity," *Skin Therapy Letter*, U.S. National Library of Medicine, 2013. https://www .ncbi. nlm.nih.gov /pubmed /24305753.

第九章　心态与正念技巧

1 "Joe Dispenza on the Power of Thought Alone to Heal," *Natural Awakenings*, July 31, 2015. https://www .naturalawakenings .com /2015 /07 /31 /224946/ joe-dispenza-on-the-power-of-thought-alone-to-heal.

2 Dispenza, Joe, *Breaking the Habit of Being Yourself*: How to Lose Your Mind *and Create a New One* (Carlsbad, CA: Hay House, 2016).

3 Avey, Holly, et al., "Health Care Providers' Training, Perceptions, and Practices Regarding Stress and Health Outcomes," *Journal of the National Medical Association* (2003): 833–45. https://www .ncbi.nlm.nih.gov /pmc /articles/ PMC2594476 /pdf /jnma00313-0070.pdf.

4 Roser, Max, and Esteban Ortiz-Ospina, "Literacy," *Our World in Data*, September 20, 2018. https://ourworldindata .org /literacy.

第十章　家庭和办公环境的净化

1 "Health Hazards in Common Home Products," Northwest Natural Medicine, November 25, 2015. https://nwnaturalmedicine .com /health-hazards-in-common-home-products/.

2 Sholl, Jessie, et al., "8 Hidden Toxins: What's Lurking in Your Cleaning Products?" *Experience Life*, February 14, 2020. https://experiencelife .com /article/ 8-hidden-toxins-whats-lurking-in-your-cleaning-products/.

3 "Detoxification—Heavy Metals," Natural Health Improvement Center. Accessed May 12, 2020. https://www .nhicwestmi .com /detoxification-heavy-metals.

4 https://www .epa.gov /mercury /how-people-are-exposed-mercury.

5 https://www .epa.gov /mercury /basic-information-about-mercury#airemissions.

6 https://www .epa.gov /sites /production /files /2018-07 /documents /nei2014v2 tsd_ 05jul2018.pdf

7 https://www .epa.gov /lead /protect-your-family-exposures-lead#water.

8 https://www .epa.gov /lead /lead-outdoor-air.

9 https://www .epa.gov /lead /protect-your-family-exposures-lead#soil.

10 https://www .epa.gov /sites /production /files /2016-09 /documents /cadmium-compounds.pdf.

11 https://www .epa.gov /sites /production /files /2014-03 /documents /arsenic toxfaqs _3v.pdf.

12 http:// www .idph.state.il.us /envhealth /factsheets /zinc.htm.

13 https://www .atsdr.cdc.gov /phs /phs.asp ?id= 243&tid= 44.

14 https://www .atsdr.cdc.gov /phs /phs.asp ?id= 307&tid= 49.

15 https://www .atsdr.cdc.gov /phs /phs.asp ?id= 1076&tid= 34.

16 https://www .epa.gov /sites /production /files /2016-09 /documents /phosphorus.pdf.

17 University of Wisconsin Hospitals and Clinics Authority, "The Benefits of Drinking Water for Your Skin," UW Health. Accessed May 12, 2020. https:// www .uwhealth .org /madison-plastic-surgery /the-benefits-of-drinking-water-for-your-skin /26334.

18 "Health Benefits of Matcha Tea," Matcha Source. Accessed May 12, 2020. https://matchasource .com /health-benefits-of-matcha-tea/.

19 https://www .epa.gov /sites /production /files /2016-03 /documents /occtmarch2016. pdf.

20 Fedinick, K. P., et al., "Threats on Tap: Widespread Violations Highlight Need for Investment in Water Infrastructure and Protections," *Natural Resources Defense Council* (2017): 1–26. https://www .nrdc .org /resources /threats-tap-widespread-violations-water-infrastructure.

21 https://www .ncbi.nlm.nih.gov /pubmed /21527855.

22 Blume, C., C. Garbazza, and M. Spitschan, "Effects of Light on Human Circadian Rhythms, Sleep and Mood," *Somnologie (Berl)* 23, no. 3 (2019): 147–56. doi:10.1007 /s11818-019-00215-x.

23 Potter G. D., et al., "Circadian Rhythm and Sleep Disruption: Causes, Metabolic Consequences, and Countermeasures," *Endocrine Review* 37, no. 6 (2016): 584–608. doi:10.1210 /er.2016-1083.

24 https://www .health.harvard.edu /staying-healthy /blue-light-has-a-dark-side.

25 Markwald, R. R., et al., "Impact of Insufficient Sleep on Total Daily Energy Expenditure, Food Intake, and Weight Gain," *Proceedings of the National Academy of Sciences of the United States of America* 110, no. 14 (2013): 5695–700. https://doi .org /10.1073 /pnas.1216951110.

26 Chevalier, G., G. Melvin, and T. Barsotti, "One-Hour Contact with the Earth's Surface (Grounding) Improves Inflammation and Blood Flow—A Randomized, Double-Blind, Pilot Study," Health 7, no. 8 (2015): 1022–59. doi: 10.4236/ health.2015.78119.

27 "The Never List," Beautycounter. Accessed May 12, 2020. https://www. beautycounter .com /the-never-list.

28 "Cosmetics and Your Health," National Institute of Environmental Health Sciences. U.S. Department of Health and Human Services. Accessed May 12, 2020. https://www .niehs.nih.gov /health /topics /agents /cosmetics /index.cfm.

29 "Triclosan," Government of Canada, Health, August 23, 2019. https://www. canada.ca /en /health-canada /services /chemicals-product-safety /triclosan.html.

第十一章　增强免疫系统

1 Harvard Health Publishing, "What You Should Know about Magnesium," *Healthbeat.* Accessed May 12, 2020. https://www .health.harvard.edu /staying -healthy /what-you-should-know-about-magnesium2.

2 Clear, James, *Atomic Habits: Tiny Changes, Remarkable Results—An Easy & Proven Way to Build Good Habits & Break Bad Ones* (New York: Avery, 2018).

第十二章　锻炼和运动

1 Warburton, D. E., C. W. Nicol, and S. S. Bredin, "Health Benefits of Physical Activity: The Evidence," *Canadian Medical Association Journal* 174, no. 6 (2006): 801–9. https://doi .org /10.1503 /cmaj.051351.1.

2 Takács, Johanna, "Regular Physical Activity and Mental Health. The Role of Exercise in the Prevention of, and Intervention in Depressive Disorders,"

Psychiatria Hungarica: A Magyar Pszichiatriai Tarsasag tudomanyos folyoirata, U.S. National Library of Medicine, 2014. https://www .ncbi.nlm.nih.gov /pubmed/ 25569828.

3 Teixeira, Pedro J., et al., "Exercise, Physical Activity, and Self-Determination Theory: A Systematic Review," *International Journal of Behavioral Nutrition and Physical Activity*, BioMed Central, June 22, 2012. https://www .ncbi.nlm. nih.gov /pmc /articles /PMC3441783/.

4 Panton, Lynn B., and Ashley L. Artese, "Types of Exercise: Flexibility, Strength, Endurance, Balance." SpringerLink. Springer, Cham, January 1, 1970. https:// link.springer .com /chapter /10.1007 /978-3-319-16095-5 4.

5 Lumsden, Joanne, Lynden K. Miles, and C. Neil Macrae, "Sync or Sink? Interpersonal Synchrony Impacts Self-Esteem," *Frontiers in Psychology* 5 (2014). https://doi .org /10.3389 /fpsyg.2014.01064.

6 Woods, Jeffrey A., et al., "Exercise, Inflammation and Aging," *Aging and Disease*. JKL International LLC, February 2012. https://www .ncbi.nlm.nih.gov/ pmc /articles /PMC3320801/.

7 Anderson, Elizabeth, and Geetha Shivakumar, "Effects of Exercise and Physical Activity on Anxiety," *Frontiers in Psychiatry* 4 (2013). https://doi .org /10.3389/ fpsyt.2013.00027.

8 Payne, Peter, and Mardi A Crane-Godreau, "Meditative Movement for Depression and Anxiety," *Frontiers in Psychiatry*, Frontiers Media S.A., July 24,

2013. https://www .ncbi.nlm.nih.gov /pubmed /23898306.

第十三章　食物采购与替换建议

1 Hari, Vani, "Ingredients to Avoid in Processed Food," Food Babe. Accessed May 12, 2020. https://foodbabe .com /ingredients-to-avoid/.

2 Ericson, John. "75% Of Americans May Suffer From Chronic Dehydration, According to Doctors." Medical Daily, July 4, 2013. https://www .medicaldaily. com /75-americans-may-suffer-chronic-dehydration-according-doctors-247393.

作者简介

　　麦琪·伯格霍夫，于田纳西州纳什维尔市的范德比尔特大学完成本科和研究生学业，后在美国功能医学研究所（Institute For Functional Medicine）深造并专攻功能医学和综合医学，现在是一位执业家庭护理师、身心健康专家级顾问，同时也是Celproceo公司的创始人兼首席执行官。Celproceo是一家新型身心健康护理机构，通过制订个性化方案为患者赋能，助其实现强身健体的目标。得益于在功能医学和综合医学领域的造诣，麦琪开发了一套能有效提升个人表现的方法，并深受企业高管、社会组织、知名人士和职业运动员的信赖，被《福布斯》《今日美国》《商业内参》《氧气》《魅力》等杂志争相报道。